U0270420

N 文库

Inagaki
Hidehiro

稻垣荣洋
科学散文集

死亡与长寿的进化论：生物衰老这件事

[日] 稻垣荣洋 / 著

李瑶 / 译

贵州出版集团

贵州人民出版社

IKIMONO GA OIRU TO IUKOTO - SHI TO CHOJU NO SHINKARON
BY Hidehiro Inagaki
Copyright © 2022 Hidehiro Inagaki
Original Japanese edition published by CHUOKORON-SHINSHA, INC.
All rights reserved.
Chinese (in Simplified character only) translation copyright © 2025 by Light Reading Culture Media
(Beijing) Co.,Ltd.
Chinese (in Simplified character only) translation rights arranged with CHUOKORON-SHINSHA, INC.
through BARDON CHINESE CREATIVE AGENCY LIMITED, HONG KONG.

著作权合同登记号 图字：22-2024-137 号

图书在版编目（CIP）数据

死亡与长寿的进化论：生物衰老这件事：稻垣荣洋
科学散文集 /（日）稻垣荣洋著；李瑶译. -- 贵阳：
贵州人民出版社，2025. 1. --（N 文库）. -- ISBN 978-
7-221-18809-0

Ⅰ. R339.3-49
中国国家版本馆 CIP 数据核字第 2024CW4196 号

SIWANG YU CHANGSHOU DE JINHUALUN: SHENGWU SHUAILAO ZHEJIANSHI
(DAOYUANRONGYANG KEXUE SANWENJI)
死亡与长寿的进化论：生物衰老这件事（稻垣荣洋科学散文集）
［日］稻垣荣洋 / 著
李瑶 / 译

选题策划	轻读文库	出 版 人	朱文迅
责任编辑	杨 礼	特约编辑	靳佳奇

出 版	贵州出版集团 贵州人民出版社
地 址	贵州省贵阳市观山湖区会展东路 SOHO 办公区 A 座
发 行	轻读文化传媒（北京）有限公司
印 刷	天津联城印刷有限公司
版 次	2025 年 1 月第 1 版
印 次	2025 年 1 月第 1 次印刷
开 本	730 毫米 × 940 毫米 1/32
印 张	5
字 数	84 千字
书 号	ISBN 978-7-221-18809-0
定 价	30.00 元

关注轻读

客服咨询

本书若有质量问题，请与本公司图书销售中心联系调换
电话：18610001468
未经许可，不得以任何方式复制或抄袭本书部分或全部内容
© 版权所有，侵权必究

目录

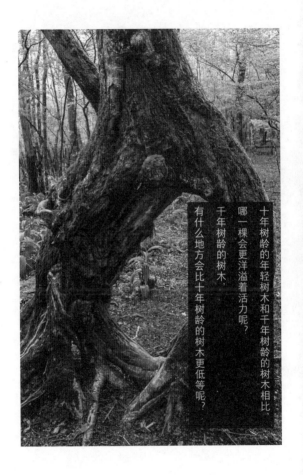

十年树龄的年轻树木和千年树龄的树木相比，

哪一棵会更洋溢着活力呢？

千年树龄的树木，

有什么地方会比十年树龄的树木更低等呢？

前言

从我在静冈的家中，可以望见富士山。

富士山，是一座不可思议的山，即使每天看着也不会厌倦。

在春日，朦胧中淡淡浮现的富士山很美。

在夏日，郁郁葱葱、朝气蓬勃的富士山很美。

在秋日的澄澈空气中，在初雪中闪闪发光的富士山也很美。

但是，不管怎么说，还是冬日的富士山最美。

还得是在冬日，裹着白雪的富士山看起来才有着庄重的姿容。冬日的富士山，才真正和"灵峰"这样的称谓相配。

衰老的人生阶段，会被比喻成人生的冬季。

如果这么比喻的话，正是如此具有庄重风格的富士山，代表着"衰老"的姿态。

看着这样的富士山，会觉得衰老这件事是美丽的，而且人们应该珍重衰老这个阶段。

将人的一生比喻成一天。

清爽的早晨是很好的。

阳光照耀的白昼也是很好的。

但是，什么都敌不过日落时分的美；以及当夜晚降临时，满天星辰的美。

要是不去享受黄昏和夜晚的时间，人生又算什么呢？

如果不喜欢天色变暗而打开明晃晃的电灯，就会一直身处亮光里，见不到美丽的夕阳，也见不到灿烂的星空。

正如冬日的富士山是美丽的，正如晚霞映照的天空和星空是美丽的，衰老的人生阶段也应该是美丽的，而在人生的其他阶段却无法寻觅这份美丽。

我在做植物研究的时候，对那些经历了长久岁月的古树，会情不自禁地生出敬畏之心。

触碰到古树的树干时，我会感到无尽的能量传递到手中。

甚至会感觉到，在久经岁月的古树体内，像是有灵魂栖息。

当然，植物之中也存在着所谓青春能量。

比如说，从萝卜苗和豆芽之类的植物，能看到新芽萌发，这种萌芽就充满了能量。

还有菠菜和日本油菜，这样的叶类蔬菜也属于花还未开的年轻植物。

确实，叶类蔬菜又水灵又新鲜。

但是，我觉得和古树散发出的厚重能量相比，那种青春能量总有什么地方显得有些欠缺。

毕竟还是太嫩了。

我们每个人都会衰老的。

我们每个人都讨厌衰老。

我们也尝试着对抗衰老。

但即使如此，每个人也依旧会衰老的。

明天比今天老一点，后天比明天老一点，我们就这样一天一天老去。

为什么会这样啊？

所谓衰老这种东西，是多么不可思议的现象啊！

虽然生存也是奇迹，然而衰老死亡也是相同程度的另外一种奇迹。

对我们来说，"衰老"到底是什么呢？

对生命来说，"衰老"到底是什么呢？

"十年树龄的年轻树木和千年树龄的树木相比，哪一棵会更加洋溢着活力呢？千年树龄的树木，有什么地方会比十年树龄的树木更低等呢？"

在本书中，我将尝试思考这样的"谜"。

Chapter
01
"衰老"是
"结出果实"

某株植物的故事

那株植物已经失去了繁茂生长的力量。

叶子的颜色已经彻底褪去了，茂盛时期那种青翠欲滴的样子，连影子都看不见了。

不仅如此，叶子的颜色还在一天天变淡。

叶子逐渐失去水分，变得干枯。

曾经那样繁茂的叶子，现在也在渐渐枯萎。

不会生长出新的嫩叶，也不会伸展出新的茎秆。

那株植物不会再向上长高，茎秆也不会再变得粗壮。

花也不会再盛开。

最后一次开花，已经是很久以前的事了。

在剩下的日子里，那株植物只是在逐渐枯萎而已。

但是……

不久之后，那株植物结出了果实。

果实闪耀着金色的光芒，叶子越是变得枯萎，果实就越是变得硕大。

然后，一天又一天，果实的分量变得越来越重。

果实越是成熟，那株植物就越是像觉得沉重一样，低下了头。

就是这样，在最后的最后，那株植物带来了伟大的果实。

Chapter 01 "衰老"是"结出果实"

"稻穗越是丰满，头垂得越低。"

那株植物，是稻子。

对稻子来说，"衰老"这种事，意味着"结出果实"。

稻子作为植物，最重要的就是"结出稻谷"这件事。

无论是努力地进行光合作用让叶子繁茂也好，还是拼命地伸展茎秆，在稻穗中开出花来也罢，都是为了能够收获稻谷。

如果是这样的话，对稻子而言，"衰老的时期"才是最重要的时期。

一直年轻着的稻子

虽然在熟悉稻子的农民管理着的稻田中，这种情形并不常见，但有时到了秋天，也能看到一些绿色叶子的稻子。

其他稻田里的稻子已经变黄、枯萎了，但在那片田地里，稻子却始终茂盛地生长着绿叶。

在绿叶的光合作用之下，茎秆和叶子都能生机勃勃地生长。

那种姿态，显得非常青春洋溢。

但是，这样会有什么后果呢？

这种稻子的稻穗长得迟，收获的稻谷也少。

其实，如果土壤里的肥料太多了，稻子就会一直长叶子。

在稻子的成长过程中，肥料中的氮是不可或缺的重要元素。但是它的存在只是为了帮助茎秆和叶子生长。

而当稻子进入结出稻谷的"衰老阶段"，就已经不需要肥料这种东西了。

在"衰老阶段"，已经没必要再让叶子繁茂了。稻子要将积蓄到现在的营养成分集中起来，让稻谷成熟。

然后，稻田就会闪耀着金灿灿的光辉。

农民非常了解这一点，所以他们会做好肥料管理，在稻子结稻穗的阶段把肥料刚好用完。

而肥料太多的话，稻子就会拼命地长叶子。

看起来一直都很年轻的稻子，忘记了自己原本的姿态应该是什么样的。

然而，夏天不会一直持续下去。

季节更替，秋意渐浓。

青翠欲滴、风华正茂的稻子，不久后就要遭遇寒冷的季节。然后，它们就要以这样青春的姿态，迎来那个季节。

是"在结出果实之后死去"呢？

还是"在枯萎之后死去"？

对稻子来说，"衰老"这个阶段，是新的成长阶段。

而且，这是带来收获的最重要的阶段。

这是属于稻子的故事。

但是，要怎么说呢？

或许……所谓的衰老，对我们人类来说，也是相似的事情吧？

名为"结出果实"的成长

粗略划分的话，稻子有三个成长阶段。

在最初的阶段，茎秆会增长，叶子会变得繁茂。

在插秧的时候，稻苗只有一支茎秆。而在实际插秧的过程中，会把这种一支茎秆的稻苗汇集成两三根一组，再一起种下。

然后，稻苗的茎秆数量会稳步上升，叶子的长势也会很好。

简直就像看到了正在发育的小孩子和朝气蓬勃的少年。

这个阶段被称为"营养成长期"。

但是，不久之后，这个阶段就会告终，茎秆的数量迎来高峰期，之后便不会再增长了。

一旦茎秆的数量迎来了峰值，稻子就不会再长茎秆了。然后稻子就会长出稻穗，稻花也会开放。

这个阶段是"生殖成长期"。

稻花盛开的阶段，可以说是稻子的成年时期吧。

等稻花盛开之后，稻子结出了稻谷。这个时期被称为"成熟期"。

到了成熟期，稻子既不会再增长茎秆，也不会再长出叶子。茎秆的高度也不会再增高了。对那些只拘泥于"茎秆的数量"和"茎秆的长度"之类的表面数据的人来说，这株稻子看起来就像停止了成长吧。

与之相反，茎秆和叶子开始枯萎，看起来甚至像是在一天一天地衰亡下去吧。

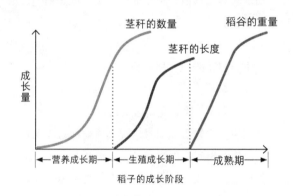

稻子的成长阶段

但是，实际情况并非如此。

稻子在成熟期的成长，从外表观察是很难发现的。

在这个阶段，稻子将之前成长中得到的养分蓄积在稻谷里。然后一天一天地，稻谷的重量变得越来越大。

　　　　　　　　　　　Chapter 01 "衰老"是"结出果实"

这个阶段的成长，与之前的阶段完全不同。

它结出了年轻的稻子无法产出的"稻谷"。

稻子将叶子的营养成分送进稻谷里的机制被称为"运输"。稻子将营养通过运输，变成了"稻子的果实"。

就这样，叶子逐渐枯萎，而稻谷一天一天地变得更重。

这就是稻子在最后阶段的成长，被称为"成熟期"。对稻子来说，最重要的事情就是产生"稻谷"。

稻子的真正价值，正是通过这个"成熟期"的成长得以显现。

成长是阶段式进行的

对生物来说，生长是阶段式进行的。

如果说，生物历经岁月这种事情被称为"衰老"，那么在诞生的瞬间，生物就已经开始老去了；

如果说，生物历经岁月这种事情被称为"成长"，那么一直到死亡之前，生物都在继续成长。

成长，并不单单只是变得更大了而已。

比如说，将成年的蝴蝶和幼年时期的毛毛虫相比较的话，毛毛虫可能更大。又或者将成年的青蛙和幼年时期的蝌蚪相比较的话，蝌蚪可能更大。

成长不是体型的变大，而是阶段的进化。

毛毛虫先经历"蛹"的阶段,再到蝴蝶的阶段。蝌蚪先长出后腿,然后长出前腿,最后迎来了失去尾巴的阶段。

失去,也可以是成长。

接着,蝌蚪会向着成为青蛙的阶段前进。对人类来说,也存在着"孩童时代"的阶段与"成年人时代"的阶段,还存在着"衰老"的阶段。如果把"衰老"看作是向着老年阶段前进,那么"衰老"也代表着一次成长。

翘首以待的阶段

衰老是成长的阶段。而且"衰老"这种成长,和至今所有的成长都有着本质上的差异。

比如说,稻子到了结稻穗的时候,无论再怎么想努力地往上生长,也不会再继续向上生长了。

无论再怎么想让叶子变得郁郁葱葱,也长不出新的叶子了。

"为什么不能向上生长了呢?为什么不能再长出新叶子了呢?"

如果稻子要不由分说地伸展茎秆,要不管不顾地长出繁茂的叶子,它只会陷入苦苦挣扎之中。

成长已经实实在在地进入了下一个阶段,即使可以发泄咒骂那些无能为力的事,做不到的就是做不到了。现阶段有更重要的事情：稻子终于能够达成之前所无法达成的使命。

"衰老"，就是"让稻谷成熟"的成长。

稻子是为了什么要伸展茎秆，是为了什么让叶子繁茂？

不是为了别的，正是为了结出稻谷。之前稻子做不到"结出稻谷"这项工作，现在终于能做到了。对稻子来说，翘首以待的阶段，终于达到了。

这才是衰老的阶段。

被刈过的稻子也会成长

当然，这并不代表着我们想让稻子快点枯萎，想让稻子马上凋零。

结出果实这件事情，意味着新的成长。

为了结出果实，之前繁茂的叶子枯萎了。

也许之前的我们都在拿尺子测量茎秆，较量它们的高度；都在捧着计数器计算着茎秆，对比它们的数目。

但是，用尺子测量成长的时期已经结束了；用计数器计算成长的时期也结束了。

必须要经历一次与之前截然不同的成长，才能创造出"稻谷的重量"。

名为"衰老"的成长显现出了稻子至今真正的价

值。现在已经是收获的秋天了，已经没有闲工夫去在意茎秆的数量和高度了。

话虽如此，可能有人还会想：一旦被收割了，稻子的生命就结束了吧。

确实，稻子会被人们收割。一旦被收割，看起来稻子的成长就都完成了。

但是，事实并非如此。

按照传统的做法，人们收割了稻子之后，会将其放在阳光下晒干。

这样做的话，会发生什么事呢？

沐浴在阳光下的时候，稻子会将叶子中残留的养分送到米粒中。直到最后的时刻，稻子还在榨取自己这些残存无几的微薄养分，将米粒孕育成熟。

稻子的成长，即使在收割后也不会终止。直到最后的瞬间，稻子也不会停止成长。甚至在生命即将消逝的最后时刻，稻谷仍会继续孕育着成熟的谷粒。

那么，对我们人类来说，什么才是"结出果实"呢？

从稻子的角度，"结出果实"可能只是单纯地为了留下种子，将生命延续下去的行为。

但是，对我们人类来说，"结出果实"应该不只是留下了孩子或者孙辈就足够了。

那么，我们的衰老阶段所带来的"果实"又会是什么呢？

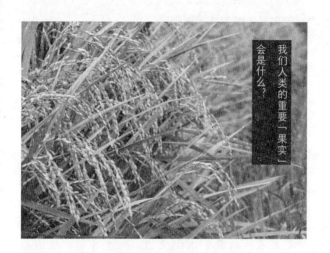

我们人类的重要「果实」会是什么？

懂得衰老的生物1——鹤

俗话说："鹤寿千岁，龟寿万年。"

当然了，鹤没法活到1000岁。野生鹤的寿命大概在20到30年之间，在鸟类之中算是长寿的。然而，以前的人没有对鹤进行专门研究，也没有

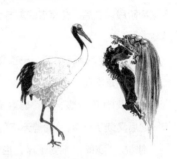

对其做出标记，不能简单地辨别出每一只的区别。因此，我们并不清楚前人是否知道鹤是长寿的。人们认为鹤是吉祥的象征，大概是因为它姿态优美，以及雌鹤和雄鹤总是成双成对，恩爱而又情笃。

《浦岛太郎》这个古老传说，说的是浦岛太郎受到乌龟的帮助，去往龙宫的故事。

后来，回到陆地上的浦岛太郎打开了公主赠予的宝箱，变成了白发苍苍的老爷爷。

但是，在《御伽草子》收录的浦岛太郎故事的原型里，这个故事还有后续。

实际上，变成了老爷爷的浦岛太郎，又更进一步，变成了一只鹤。公主则变成了乌龟，他

们永远幸福地生活在了一起。

虽然我们觉得最好不要变老，最好能从年轻人直接化身为鹤，但是浦岛太郎还是一度成了老年人的样子。要成为高贵的鹤，必须先经历衰老这个阶段。之后，在衰老的前方，有幸福在等待着。

永远不老，永远不死，一直年轻着生活下去，绝对不是幸福。

江户时代的禅僧，在"鹤寿千年，龟寿万年"之后又续了一句，"我寿天年"。

他说："我既活不到千年，也活不到万年，我只能活出上天赐予我的全部生命。"这句话是非常意味深长的。

Chapter
02
"衰老"促进
人类发展

能够衰老的生物

人类的特征是什么呢？以及，人是因为发展了什么，才成为人了呢？

能够使用火和工具，肯定是其中的一个原因。

语言和文字的能力或许也是原因之一。

但是，令人意外的是……

"衰老"也是一种属于人类的特性。

这是怎么一回事呢？

人类把"先衰老，再死去"这件事看作是理所应当的，但是实际上，会衰老的生物是很少的。

请试想一下。

比如说，蝉会在夏季结束的时候死去。在那之前，我们都觉得它一直在很有精神地鸣叫着，结果到了第二天，它的生命就结束了。独角仙和蜻蜓也是这样，本来还是年轻力壮的样子，突然之间，寿命就耗尽了。

鱼又会是什么情况呢？

众所周知，为了产卵，鲑鱼会在河中逆流而上。但是，能以这样强大的力量逆着河流往上游的鲑鱼，一旦完成了产卵，就简简单单地死去了。

蝉、独角仙、青蛙和鲑鱼没有"衰老的时间"。

就是这样，很多的生物，在产完卵、留下子孙之后，寿命就结束了。

获得了“衰老”能力的人类

与之相对，我们人类是会衰老的。会先衰老再死去，这是一件很特别的事情。

当然，也有人会像下面这样想：

“虽然说衰老这件事是人类的特征，但是，我们养的猫狗之类的宠物不是也会老吗？”

确实如其所说。这么说来，动物园里的大象和狮子，也有长寿和衰老的样子。

可是，在自然界中，野生动物是难以衰老的。如果动物的体力下降了，它们就无法在天敌袭来之时逃脱，也很难熬过炎热、寒冷和饥饿等情形。因此，动物个体就算只是刚有一点衰老的征兆，它们就会死去，来不及变老。

对动物而言，衰老是一种特殊的事情。

衰老这件事情，只有宠物或者是动物园里的动物——在人类造出的环境下生活的动物才能做到。

以及，创造出这种特殊环境的人类，也是能够老去的特别动物。

就像人类获得了取火和操作工具的能力一样，人类获得了“衰老”这个能力。

昆虫的生存策略

虽然作为宠物饲养的猫狗会变老，但是作为宠物饲养的独角仙却不会先变老后再死亡。

那么，什么样的生物会衰老呢？

像金鱼这样的鱼会变老吗？虽然金鱼上了年纪之后行动会变得迟缓，但却不会像猫狗那样有老态龙钟的样子。

也有人把乌龟、蜥蜴和蛇这样的爬行动物当成宠物饲养。虽然爬行动物的体型会变大，但是看起来不会像哺乳动物那样变老。

鸟会变老吗？

虎皮鹦鹉和凤头鹦鹉会有衰老的感觉。

大概是这样，鸟类和哺乳动物是会衰老的。

那么，为什么鸟类和哺乳动物会衰老呢？

实际上，"衰老"这件事和生物的进化有关系。

在这里，我们试着来比较一下昆虫和哺乳动物的生存策略吧。

成为昆虫的生存策略的根基是"本能"。

因为昆虫具有高度发达的"本能"，所以即使它们的父母什么知识都不传授，昆虫也可以存活下去。

比如说，刚刚从卵中诞生的小螳螂，虽然谁都没教过，它也会挥舞着"镰刀"捕食小虫子。蜜蜂没上过任何人的课，也能造出六角形的蜂巢。另外，即使没有人教过，蜜蜂也会跳着舞，向同伴传递何处有花蜜的信息。

昆虫只用遵从名为"本能"的行为结构，即使谁都没教过，也可以为了生存下去而采取必要的行动。

和它们比起来，我们哺乳动物就相当麻烦了。

不管怎样，刚刚出生的小婴儿是无法独自生活下去的。虽然不用别人教也能勉勉强强地吮吸乳汁，但人类可以用"本能"做的事情差不多也只到这个程度了。

狮子和狼这两种肉食动物，如果没有从父母那里学到捕捉猎物的方法的话，就连打猎这种事情都做不到。对斑马这种草食动物来说也是一样的。父母逃跑的时候，小斑马也就跟着一起逃跑；如果父母不逃的话，它们根本不知道什么是危险。

我们哺乳动物也是有"本能"的，但是不像昆虫那样有着类似于完美程序一般的"本能"。如果没人教的话，我们什么都做不到。

为什么我们哺乳动物没有发展出像昆虫那样凭借"本能"生存的构造呢？难道哺乳动物比昆虫更劣等吗？

"本能"的缺点

高度发达的"本能"，有优势，但也有缺点。

比如，就算道路上的积水马上要干涸了，蜻蜓也会在里面产卵。如果在这种地方产卵，应该会担心卵和幼虫是不是会一起干枯吧，但是，蜻蜓就这样若无其事、毫不在意地把卵产在这里。

岂止如此，蜻蜓甚至会在地面上铺的蓝色防水膜上面产卵。蜻蜓是把它和水面弄混了吧。

蜻蜓的视力足以让它从远处捕捉到作为猎物的小虫子。如果用这么好的视力细心看一看，很容易就能发现这里不是应该产卵的地方。

恐怕是编写着"在有阳光反射面的地方产卵"的程序控制了蜻蜓。蜻蜓遵从着这样的"本能"，将卵产了出来。

在没有柏油马路和蓝色防水膜的时代，这种程序是没问题的。但是很遗憾，在人造物品繁多的现代，不适用这种程序的地方比比皆是。但即便如此，蜻蜓们也遵从着与生俱来的"本能"程序，在不正确的场所产卵。

再举个例子，猎蜂能捕捉其他昆虫，作为猎物带回到蜂巢里，喂给幼虫吃。只是就算在带回蜂巢的途中，食物掉落了，它也不会去搜寻，就这样飞回蜂巢里。

还有通过太阳光来判断自身位置的昆虫，会聚集在黑夜中闪耀的电灯周围。

因为昆虫们机械地遵循着"本能"程序，所以它

　　　　　　　　　Chapter 02 "衰老"促进人类发展

们也会做出错误的举动。

这就是"本能"的缺点。

如果是在固定不变的环境里，遵照"本能"的程序可以做出正确的行动。但是，一旦预料之外的情况发生，就无法应对了。

那么，为了应对环境的变化，要怎么做才好呢?

哺乳动物的生存策略

昆虫进化出了高度发达的"本能"，与之相对的，包含我们人类在内的哺乳动物，进化出了作为生存手段的高度"智能"。

进化出了"智能"的哺乳动物，可以用自己的头脑思考，无论在什么样的环境里，都可以随机应变。不管环境如何变化，哺乳动物都可以处理情报，分析状况，推导出最适合的行动。这个才是"智能"可以做到的工作。

拥有"智能"的哺乳动物，可以立刻判断出蜻蜓在蓝色防水膜上产卵的行为是不正确的，如果像猎蜂那样掉下了食物，也会马上找到并捡起来，也不会弄混太阳与电灯。

就像这样，"智能"拥有极具优势的能力。

然而，"智能"也有缺点。

经过漫长的进化过程磨炼出来的"本能"，在大多数场合之下，都掌握着正确行动的指挥方针。通过"本能"，解决方案会自己展现出来。

比如说，考虑到地球的历史，在很长一段时间里，这个地球上是不存在像蓝色防水膜这样的东西的。如果没有蓝色防水膜，蜻蜓的行为就不可能引发错误。另外，像猎蜂掉落食物这样的意外情况，发生的概率到底有多大呢？为了这些其实不会频繁发生的风险，重新编写、更换复杂的程序，很有可能会造成其他错误。即使猎蜂偶尔掉落了食物，只要回到蜂巢后再重新出发寻找新的食物就可以了。

然而相对地，"智能"使得生物必须要用自己的头脑去推导出解决方案。

比如说，为了能分辨出水面和蓝色防水膜的不同，就必须要用自己的头脑认识什么是水面，什么是蓝色防水膜，理解水面和蓝色防水膜的差异。

而且，用自己的头脑思考推导出的答案，并不一定就是正确的。我们人类经常在殚精竭虑地思考之后，结果还是选择了错误的行动。

为了做出正确的判断所必备的东西

那么，为了让"智能"做出正确的判断，要怎么做才好呢？

为了能够正确地分析情况，数据是必要的。

比如说，虽然在蜻蜓的眼里看来是一样的，但对我们来说，水面和蓝色防水膜是完全不同的。

那么，水面和蓝色防水膜有哪些地方不一样呢？

如果只凭借"表面在闪闪发光"这样的信息来判断，我们会和蜻蜓一样，无法区别出水面和蓝色防水膜。

即使我们知道"蓝色防水膜的颜色是蓝色的"这个信息，但如果水面正在映照着蓝天的话，也无法分辨。当然，要是可以触碰一下，或者翻转一下，我们就可以简单地区别它们。因为我们知道"可以直接把手伸进水面，但是不能翻转水面"这样的信息。

不过，即使不触碰，水面和蓝色防水膜也有肉眼可见的差异。但是，虽然可以简单地区别，可如果要正儿八经地问我们"到底哪里有差异"，却意外地难以向别人解释。

虽然无法解释，但有区别就是有区别。

做好正确使用"智能"的准备

近来，人工智能（AI）的发展令人瞩目。即使是在人类被称为是永恒王者的围棋和将棋（又称日本象棋）领域，AI也达到了可以打败人类的程度。

将这一切化为可能的，是AI的"深度学习"功能。

在那之前，是人类在教AI下将棋。比如说，把人类所创造出来的顶尖的围棋或将棋的定式输入到电脑之中。

所谓的"定式"，就是根据下棋者的研究定下来的法则，也就是"在这样的情况下，这就是最佳的下法"。但是，按这种方式学习的话，电脑是不会比人类更强大的。

现在，电脑可以将自己作为对手，反复对局。以电脑的计算速度来看，它对弈过的次数，可能已经达到至今人类从未达到过的巨大数量。然后，AI从这些经验当中，推导出了所谓的最佳下法。这就是"深度学习"。

通过海量的信息和经验，AI得以发挥自己的威力。

哺乳动物的"智能"也是一样的。

为了能推导出正确的答案，需要大量的"信息"。然后，以这些信息为基础，不断地重复进行成功或失败的实验，从而得到所必需的"经验"。

就像没有输入信息的电脑只是个箱子一样，不具备任何智能，也完全没有机能。这就像一个没有知识也没有经验的婴儿，可能就会分不清楚水面和蓝色防水膜的区别，而让自己掉进水池里。

我们之所以可以做出"水面和蓝色防水膜是完全不一样的""虽然不能解释，但不一样就是不一样"

这样正确的判断，实际上是根据之前人生的海量信息与经验所推导出来的。

为了能正确使用"智能"，必须拥有知识和经验。

而哺乳动物的长辈，拥有比任何人都多的知识和经验。

积累经验需要拼上性命

虽然"智能"是一种优秀的能力，但想要得心应手地运用它，就必须付出相应的努力。

对寿命不到一年的昆虫而言，它们是没办法掌握操纵"智能"的。因此，昆虫选择了高度发达的"本能"，只要一出生，它们马上就能够凭借本能行动。

想要使用"智能"，"经验"是不可或缺的。

而所谓的"经验"，就是反复进行"成功"与"失败"的实验。

围棋和将棋的AI，积攒了经验，知道"这样下就能赢""这样下就会输"。

发展了"智能"的哺乳动物也是一样。

通过反复实验成功与失败，逐渐地学习如何操作才能成功，如何操作就会失败。然后积累起经验，这些经验对做出判断至关重要。

然而，其中也存在问题。

比如，对斑马来说，"被狮子袭击的话就会死掉，所以如果狮子追赶（它），就必须逃走"，这是个对生存来说至关重要的情报。但是，也正因此，如果为了得到这个情报，去实践"被狮子袭击的经历"，那么作为实践者的斑马就会丧命。

在为了积累经验，反复实验成功与失败的过程中，必须要建立起"即使失败了，也不会致命"的安全保障。

"智能"是必须培养的

那么，哺乳动物会怎么做呢？

哺乳动物有一个特点：父母会养育孩子。

因此，父母会向孩子们传授生存的必要信息。

比如说，没接受过父母教育的小斑马，分辨不出什么样的生物是危险的，什么样的生物是安全的。它们非但不会害怕狮子，反而还会靠近狮子。

另一方面，小狮子也不知道什么样的生物才是自己的猎物。因此狮子父母会传授给孩子捕猎的方法。如若不然，就算父母抓来用于给小狮子狩猎训练的小动物，小狮子也会和它成为一起玩耍的好朋友。这是因为在没有教导的情况下，小狮子什么都不会。

斑马的孩子也是懵懵懂懂的。所以，如果狮子来了，斑马的父母会一边催促它们"赶紧逃"，一边自己也开始奔跑。小斑马并不明白这是什么意思，只是跟在父母的身后奔跑。但是通过反复积累这种经验，小斑马就会意识到，狮子是危险的，如果狮子来追的话就必须要逃。

因为有父母的保护，哺乳动物幼崽可以积累非常多的经验。

比如，哺乳动物幼崽经常玩耍。

狐狸和狮子之类的肉食动物幼崽会把追逐着小动物当成玩耍。或者兄弟姐妹们一起嬉戏，又一起打闹。

据说，这样玩耍，是为了练习"狩猎""战斗""交配"等行为，以及通过玩耍，反复模拟成功与失败的经历，学习捕获猎物的方法、和同伴们相处的模式等生存所必备的知识。

"育儿"可以延长寿命

夏季时分，蝉中气十足地鸣叫不休，但也会在产卵后逐渐死去。

鲑鱼那么身强力壮，可以逆流而上，但在产下鱼卵、留下后代之后，就会耗尽力量而死亡。

很多生物只要产下了卵，它们的一生就结束了。只要新生代诞生，旧世代就可以退场，这就是生物世界的法则。

但是，哺乳动物不是这样的。

即使产出了下一代，哺乳动物依然有着重要的工作：抚养孩子。因此即使生下孩子，哺乳动物也不会马上死亡，而是会继续活下去。

在保护孩子的同时，哺乳动物还必须向孩子传授大量的经验与知识。这就是选择了"智能"的哺乳动物的策略。

就这样，哺乳动物以"育儿"为名，获得了稍微长一点的寿命。

话说回来，鸟类也是会育儿的。即使产下了鸟蛋，鸟类也还有"养育雏鸟"这样重要的任务。

鸟类和哺乳动物之所以能够拥有"衰老"的能力，和育儿这件事不无关系。

"祖母"的登场

和其他动物相比，人类完成了迥然不同的进化，创造了前所未有的文明。

直立行走，在人类发展过程中起到了重要作用；火的使用，是促进人类发展的关键因素；语言交流，为人类发展做出了杰出贡献。

而令人吃惊的是，实际上，据说"祖母的存在"也是推动人类发展的一个因素。

为什么这么说呢？

虽然说哺乳动物都会养育子女，但大多数也就是养育一年左右。就算时间再长一点儿，最多也就是几年的时间。

而人类抚养孩子的时间是非常漫长的。

目前，小孩子从诞生到成年需要18年的时间。而且还有很多小孩即使在成年之后，还要靠父母生活。

在远古时期，孩子过了10岁，就可以考虑结婚相关的事情。以现代的标准来看，这未免也太早了。但即使是这种情况，父母养育孩子的时间也达10年以上。这在哺乳动物中算得上是极为漫长的时光了。

人类需要学习掌握的事情非常多。据说正是因为如此，在进化的过程中，人类的孩童时期变得更长了。然后，为了能够支持孩子们拥有长期的童年时光，为了能够更长久地养育子女，人类的寿命也延长了。

做到这步，人类还没有满足。在之前的生命历史中从未存在过的"祖母"终于登场了。

名为"祖母"的策略

人类女性达到一定年龄后，就会停经，无法继续进行生育行为。

不过，她们虽然不能再生育新的后代，却可以提供育儿上的帮助。

即使女性自己不能生育新的孩子了，但如果她能守护她孩子的孩子——也就是她的孙辈，帮助他们远离危险，将他们养育成有繁衍能力的大人，那将来她的后代子孙就有更大的可能更好地开枝散叶。

当然，即使没有祖母的存在，父母自己也能够育儿。但毕竟人类养育孩子的时间太漫长了，要传授的事情又堆积如山。因此，祖母加入育儿的队伍，是能很大程度提升效率的。

动物们年纪增长后，也一样会变成老爷爷和老奶奶。

但是，动物上了年纪之后，其个体是没有价值的。因为它们的后代要学习的知识是有限的。

保护后代的安全，向后代传授生存方法，这些只靠动物的父母就可以做到了，体力衰退的老年动物反而是一个累赘。年老力衰的它们也无法教育后代如何捕捉猎物，或者如何逃离天敌。

另外，年老的动物个体更容易遭受到天敌的攻击，或者染上疾病，难以在残酷的自然界中存活到自然死亡的年龄。

然而人类是不一样的。毕竟，人类为了生活下去，必须传授很多事情，也必须学习很多事情。

比如说，即使拥有生火的工具，烧火也是一件挺难的事：一旦点燃了小小的火花，就要将火绒点着，对着火绒吹气，使火苗烧旺。小孩子必须要学习复杂的生火方法，还要学习火绒材料的制作方法、生火工具的制作方法。

人类的小孩要学习的事情，人类的大人要传授的事情，真是太多了。

"祖母假说"

于是，轮到老一辈出场了。

人类上了年纪之后，体力自然也会衰退。

如果被肉食动物袭击，逃得慢的大概会是老人家吧。老人的打猎能力和采集食物的能力大概也比不上年轻人了。

但是，年轻人会保护这样体力衰弱的年长者。因为，保护年长者是对人类有益的行为。

年长者积累了更多的经验和智慧。弱小的人类想要在残酷的自然界中生存下去，这样的经验和智慧是必不可少的。

如果人类也像其他的生物一样，生下后代之后就立刻死去，那么即使有了生火的道具，孩子也不知道该如何烧火。

那可不可以像其他哺乳动物一样，将孩子养育几年就让其独立生活呢？这样的话，对孩子来说，烧火可能还是很难的事情。

如果形成了祖孙三代的家族，不只是父母，祖母也能够向下一代传授必要的知识，让他们学会高效生活。因此，重视祖母作用的人群就具有了更多优势，更有可能存活下来。然后，人类就又进一步趋向于活到祖母这个年龄，发展"长寿"这个特性。

通过祖母的登场，人类得以高速发展，文明和文化的进步也得到推动。这被称为"祖母假说"。

当然，起到作用的，不只是祖母，也有祖父。

但是，为了让人能更好地理解女性在绝经和失去生育能力之后所具有的价值，这个理论被象征性地称为"祖母假说"。

名为长寿的进化

人类是弱小的生物。

如果有一个人被独自放逐到残酷的大自然中，他无论如何也活不下去。

人类演变出了群居的生活模式，发明了村落，从而能够在残酷的大自然中生存下去。在这个过程中，老一辈的"经验与智慧"是非常重要的。

情况很有可能是这样的：重视了祖父祖母的群体就能存活下来，而不能好好利用祖父祖母的群体就会消亡。

但是，如果一个族群想要将体力处于劣势的祖辈们留在群体里，就必须具有能够保护祖父祖母的力量。

重视祖父祖母的群体，能够借助长辈的经验和智慧发展起来，获得强大的力量。然后，再凭借这种力量保护长辈们。

就这样，懂得善于利用长辈资源的群体，就能够变得越来越强大。

人类在上了年纪之后成为老爷爷老奶奶这件事，对人类族群也是非常有价值的。其结果就是，和其他生物的寿命相比，人类的寿命可以变得非常长。

生物会进化出有利于自己生存的特性。

对人类来说，活得更久，寿命更长，这就是重要的进化。

一座图书馆

在非洲有一句谚语：一位老人的死亡，就像一座图书馆的消失。

可能会有老人表示谦虚，说自己并不像图书馆一样具备那么多知识。

但是，我不这么认为。

在我的观点里，一个老人比一座图书馆拥有更多的经验与智慧。

所谓经验，不是记录在视频影像中的东西。无论将多么鲜明的影像存档在案，也比不上实际的经验。

所谓知识，不仅仅是存在于书本之中的文字。无论记录了什么文字的档案，也比不过切身实际掌握到的知识。

这样的经验与智慧，就算是图书馆也无法媲美。所谓的"长辈"，就是这样的存在。

如果说人类是一个凭借着知识强盛起来的种族，那么长辈的经验和知识，有着超越一座图书馆的价值。

说起来，在日本的古代传说里，有"弃老山"这样的故事。

老人已经老得没用了，要把他们丢弃到山里。一个儿子却没有遵从，继续奉养母亲。之后邻国挑衅本国的领主，设了一个不可能回答出来的难题。这时，年老的母亲向儿子传授了相关知识，让儿子帮助了领主。邻国认为，拥有如此智者的国家是无法战胜的，于是放弃了侵略。后来领主知道了知识的来源是那位年老的母亲，就颁布了新的告示："老年人是稀有的珍宝，不能遗弃。"在这个故事里，是老年人的智慧拯救了国家。

对现代人来说，"智慧"是什么?

能够传承经验和智慧，是老人的价值。

虽说如此，现代是一个变化速度非常快的时代。

技术日新月异，价值观也令人眼花缭乱地变化着。一旦时代变了，我们在人生中学到的经验，很多也就没有意义了。

比如，花了好长时间才练习纯熟的技术，一瞬间就被机器所代替了，甚至这个机器又会被电脑所取代。机器和工具都在进化。固定电话变成智能手机，燃油汽车变成新能源电车，手写信件变成电子邮件。

不管我们想要传授什么样的智慧，只要别人说一句"时代不一样了"，一切就到此结束了。

对我们来说，应该传承的智慧，已经没有了吗？

不是这样的。

不管时代怎么变化，总有一些事情是不变的；

不管时代怎么变化，总有一些事情是重要的。

一定有什么东西，是我们必须要传递给下一个世代的。

创造未来的人们

"创造未来的人们"是谁呢？

创造未来的人们不是年轻人，也不是小孩子。

创造未来的人们，是老年人。

为了下一代，人类拥有了"长寿"这样的特性。

就像为了吃到高高的树木上的叶子，长颈鹿进化出了"长脖子"；为了免于敌人的攻击，大象进化出了"庞大的身躯"；为了下一代，人类也进化出了

"长寿"。

如果观察人类的进化，可以毫无疑问地说，老年人是为了下一个世代而存在的。

老年人绝对不会生活在过去。创造未来的人，正是老年人。

老年人为了孩子们，为了年轻人，为了"下一代"而活着。

为了名为"下一代"的未来而活着。

这就是老年人的生存方式。

所有的故事都是从一粒稻子开始的。

然而，是花期已过、垂垂老矣的植物，创造了这颗稻种。

植物在枯萎的时候会留下种子。这颗种子就是未来。

我会这么想。

如果是这样的话，那么能够活得越久就越好吧。

如果能活到两百岁的话，我就能把更多的知识传授给子孙后代了。而如果能实现长生不老的话，我就能把积累一千年或两千年的经验传递下去了。如果能够这么做的话，大概人类能够发展得更快更好吧。

然而，我们还是会老去，然后死亡。

回到最开头的疑问，我们为什么会衰老和死去呢？

从下一章开始，让我们一边追溯生物的进化历史，一边思考关于生物老去和死亡的原因。

我们应该向下一代传授
的「智慧」是什么?

懂得衰老的生物2——虎鲸

一旦失去生殖能力，很多生物就会像丧失了价值一样死去。也就是说，它们还没开始衰老，就已经耗尽寿命，只能死亡了。

但是，人类女性在绝经后也可以活得很长寿。能像人类一样衰老的生物是很稀有的。

在地球上，会绝经的生物只有三种：人类、虎鲸和领航鲸。

为什么虎鲸老奶奶在绝经和失去繁殖能力之后还能活那么久呢？

最近的研究解开了虎鲸老奶奶为什么存在的原因。拥有虎鲸老奶奶的鲸群，比起没有的鲸群，孙辈 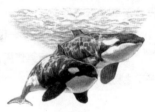 的生存率要更高。因此，如果老奶奶辈的虎鲸死亡了，虎鲸孙辈的生存概率就会下降。

浩瀚的海洋中充满了危险。虎鲸老奶奶的丰富经验和智慧，会将族群引向正确的方向。它们还会将育儿知识传授给鲸群的母亲，帮助照顾好整个家族。就是这样，因为有了虎鲸老奶奶的存在，族群的生存概率就上升了。

特别是在残酷的环境里，虎鲸老奶奶的存在会变得更加重要。

就这样，有虎鲸老奶奶的鲸群生存了下来，由此，虎鲸选择了"绝经后仍然拥有长寿"这个有利的特质。

虎鲸以祖母为领导，以雌性为中心组建族群。雌性虎鲸绝经的年龄是40岁左右，之后不再生育后代。但是，她们还能继续活到90岁左右。绝经后生存的这段时间反而更长，真是令人啧啧称奇。

而另一方面，雄性虎鲸如果没有形成族群，就会在50岁左右死去。

对生物来说，长寿也是一种生存策略。

正因为"长寿"有其作用，所以大自然赋予了生物这一特质。

Chapter 03

马铃薯
不会死亡

生命获得了
死亡的能力

马铃薯永远活着

回到最开始的疑问，我们为什么会老去和死亡？

只要有生命存在，那它必有一天会迎来死亡。

所有的生物，到最后都是会死的。

这是无法逃避的人间真理。

真的是这样吗？

比如说，马铃薯会死吗？

马铃薯的茎秆和叶子都会枯萎，但是在枯萎之前，马铃薯会长出块茎。这样看的话，长出来的块茎并不能算是它的后代。对马铃薯来说，块茎是自己身体的一部分。也就是说，块茎就是它自己。

把这个块茎种植下去的话，不久之后它就会发芽，也会长出繁茂的茎秆和叶子。

这株植物和一年前的那株植物有着完全一样的特性。而且，因为块茎就是它自己的分身，没有任何一个地方会改变，简直就像它自己又活了过来。所以马铃薯是不会死的。

茎秆枯萎，叶子凋零，就像是人类剪掉了头发，剪去了指甲。

而块茎作为本体继续活着，会长出秆和叶，再生出块茎。就这样，马铃薯会永远一直地活下去。

所以，马铃薯是不会死的。

马铃薯是永生的吗?

那么,马铃薯是永恒不灭的存在吗?

如果是这样的话,为什么其他的植物却不像马铃薯这样,选择永恒的生命呢?

比如说,牵牛花和向日葵到了秋天就会留下种子,然后枯萎。也就是说,留下了后代,自己就死去了。

既然有像马铃薯这样不用死亡的选项,为什么大部分的植物还是选择留下后代之后枯萎呢?

实际上,用块茎来延续生命的马铃薯,有一个重大的缺陷。

历史上有一个事件,被称为"爱尔兰的悲剧"。

19世纪,一场突如其来的马铃薯疾病开始在爱尔兰大流行,导致马铃薯歉收。在那个时候,马铃薯是爱尔兰人的重要口粮。因此,马铃薯的歉收引发了大饥荒,死亡人数达到100万。

因为马铃薯可以用块茎进行培植,所以整个爱尔兰只选用了一种产量高的品种,在全国进行繁殖栽种。但是,只栽种单一的品种,也就意味着如果这个品种感染了疾病,那么国内所有的马铃薯都会受到这种疾病的影响。

因此,在疾病的肆虐下,爱尔兰国内的马铃薯遭受了毁灭性的打击。

虽然这是人类导致的灾难，但是在自然界，也有类似的事情发生。

只要植物是用块茎的方式来增加自己的分身，无论看起来是多么欣欣向荣，但如果有危害发生，就有被全部消灭的风险。

那么，要怎么做才好呢？

于是，植物将种子作为自己的后代留了下来。

用种子繁衍出来的后代，有着各种各样的特点、五花八门的性质。

即使有些什么流行疾病，不管怎样都会有后代存活下来。

如果寒潮来袭，那么不畏寒冷的后代就会活下来；如果有烈日暴晒，就会有不惧干燥的后代活下来。

考虑到环境的变化，比起只让自己永生的做法，留下不同类型后代的方式，更能让生命实实在在地延续下去。

单细胞生物是不会死的

对我们人类来说，现在活着，也就意味着会在某一天死亡。

但是，如果观察生物世界，就会发现"拥有生命，就会死亡"这件事，并不是完全与生俱来的。

"诞生"与"死亡"，是截然不同的两种事情。

　　毕竟生命诞生在地球上是差不多38亿年前的事情，而在那之后，又过了相当长的一段时间，才出现了"死亡"。虽然无法明确死亡出现的具体时间，但普遍认为差不多是在15亿到5亿年前左右。

　　也就是说，当生命诞生在地球上的时候，"死亡"还没有出现。

　　那么，在生命出现之后长达20亿年以上的时间里，生物不会死亡，能够一直存活。

　　当然，因为是活着的生命，也会因为事故或者环境变化之类的突发状况而丧命。但是，并不会"衰老后死去"。

　　这是怎么一回事呢？

　　为什么生命会开始死亡呢？

　　在"死亡"诞生之时，进化的历史上到底发生了什么？

　　生命在地球上诞生的时候，只是一种结构简单的单细胞生物。

　　单细胞生物是靠分裂来繁殖的，方式就是这么简单。

　　那么，以分裂作为繁殖手段的单细胞生物，会死亡吗？

　　当一个单细胞生物分裂成两个的时候，区分不出来哪个是父母，哪个是子女。它们只是在简单地复制自己。假设单细胞生物拥有寿命，那么增添的复制体耗尽寿命时就会死掉，但是这个假设自然是不成立的。单细胞生物就这么默默地扩充着自己的复制体。

也就是说，单细胞生物是不会死的，它们只会不断地扩充自己的复制体。

当然，当它分裂的时候，也可以认为原本的个体已经死了，而新出现的个体活了下来。只是原本的个体没有留下尸体，而新出现的个体看起来也和原本的个体没有任何区别。

至少，单从外表观察的话，看不出来单细胞生物已经死亡。只能理解为这是永生吧。

生命获得了"死亡"的能力

虽说是永生，但如果仅仅是在单纯地复制自己的话，生物会被时代所抛弃。比如说，当外部环境发生变化时，生物无法根据变化进行应对。

因此，单细胞生物会时不时地突然变异，尝试改变。举例来说，引起我们生病的致病菌，会进化成为耐药菌，让药物对其不起作用。这也是因为细菌经常反复进行突变所导致的。

只是单靠突变的话，是有局限性的。

突变就像在复制时出了错误。以耐药菌的例子来看，虽然复制出错可能会让细菌得到更优秀的性质，但是出错导致劣化的情况更多。

毕竟，地球的历史是一部动荡的历史。既有火山爆发、岩浆遍地的时刻，也有极寒袭来、温度骤降、大地冰冻的时刻。

因此，虽然单细胞生物频繁地反复突变，也只是依靠突变在变化而已。想要在残酷的环境中生存下来不是件简单的事，不能只是埋头一个劲儿地执行复制繁殖的策略。

事实上，只有一些运气好的单细胞生物幸存下来了，大多数单细胞生物已经灭绝了。

先破坏，再重建

因此，生命放弃了简单复制自己的繁衍方式，选择了先破坏自己再重新创造的做法。也就是"先废后立"。

虽然说是先破坏，但如果把自己完全毁灭，也就回不到原来的样子了。

而且如果只使用自己所拥有的基因，即使先破坏再重新创造，最后也只会创造出和自己极为相似的个体。

因此，生命寻寻觅觅，最终找到了一个方法：从其他的个体中获得材料，组成新的基因。

比如，虽然草履虫也是一种单细胞生物，但是它有着比细菌复杂得多的基因组成。

如果生物的身体结构很复杂，身体是不会仅靠突变就变得更优良的。

虽然草履虫平时靠细胞分裂来增殖，但如果仅仅这么做的话，也只是在增加自身的复制体而已。因此，当两只草履虫相遇的时候，它们的身体就会黏在一起，交换彼此的基因。这样会让基因发生改变。

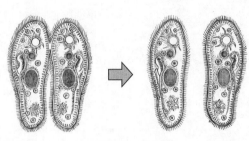

草履虫的接合

原本的两只草履虫个体，接合之后交换了基因，成为两个新的个体。

虽然这无法增加草履虫的数量，但是曾经的两只草履虫消失了，两只崭新的草履虫诞生了。

对曾经的草履虫来说，这到底意味着发生了什么呢？是脱胎换骨、转世重生了吗？

站在新生草履虫的立场而言，曾经的自己完全不存在了。和其他草履虫交换基因所创造出新的草履虫，就类似于雌性和雄性各自用自己的基因，创造出了新的生命。

新的草履虫诞生，其代价是原本活着的那只草履虫，消失在了这个世界上。

站在曾经那两只草履虫的角度看，这大概可以看作自己"死掉了"吧。

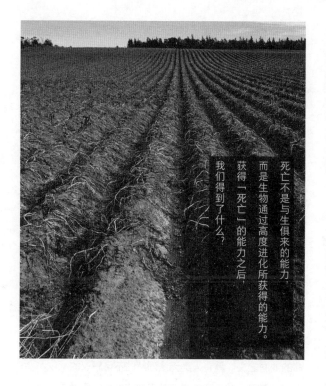

死亡不是与生俱来的能力，
而是生物通过高度进化所获得的能力。
获得「死亡」的能力之后，
我们得到了什么？

Chapter 03 马铃薯不会死亡

懂得衰老的生物 3——池塘之主

在日本各地都有"池塘之主"的传说。

从古时候开始，有一种生物就一直生活在某个池塘里，人们称其为"池塘之主"。它可能是一条硕大无比的鱼，也可能是一条巨蛇。包括我们人类在内的哺乳动物，过了发育期，到成年

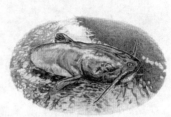

体型后，就不会再长大了。但是，鱼类和爬虫类动物是不会停止生长的，它们会越长越大，一直到死亡才停下来。因此，活得久的个体，体型就会变得极为庞大。

这就是"池塘之主"。

人们认为，活了长久的岁月，拥有极长寿命的池塘之主，具有人类无法理解的不可思议的力量。于是，有各种各样的关于池塘之主的传说就流传了下来。

某个池塘之主，会在烈日炎炎的干旱时节，降下甘霖，拯救陷入灾害中的村庄。还有的池塘之主会在人们举行婚礼的时候，借给他们昂贵的

餐具和食物，还会借钱给陷入困境中的人。

这样的池塘之主被人们奉若神明，虔诚祭祀。

还有的池塘之主会让农田荒废，对村庄降以灾祸。

这样的池塘之主被当作怪物，人人惧怕。有的也会被人制伏。

有了池塘之主的力量，可以被人们尊敬，也可以令人忌惮疏远，被人们畏惧。

这就是"主"。

我们人类上了年纪之后，不会像池塘之主一样体型变得巨大。但是，如果我们长寿的话，积累了各种各样知识和经验，也能够拥有年轻人所不具备的力量，年轻人在我们看来会非常稚嫩。

主可以成为神明，也可以成为怪物。

那我们老了之后，到底会成为什么样的主呢？

Chapter
04
然后，雄性和雌性诞生了

"死亡"诞生了，
雄性和雌性也诞生了

在世界上，存在着雄性和雌性两种性别。

当然，现在多样的性别分类，就像彩虹一样有着缤纷的色彩。

从生物学来看，只有雄性和雌性这两种性别，完全没有其他的第三种性别或者第四种性别。

那么，为什么世界上会有雄性和雌性呢？

实际上，在生命获得"死亡"的能力之后，男性和女性也诞生了。

为什么会这样呢？

正如我们在上一章所看到的，草履虫创造出了与其他个体交换基因的方法。

但是，这个方法会有什么问题呢？

你千辛万苦和其他的个体相遇，如果它拥有的基因和你的一样，那么你们之间交换基因就没有价值了。

这就好比为了扩展人脉，你煞费苦心地参加了一个不同行业的交流会。在这种会议场合，大家都西装笔挺，穿戴得体，完全看不出来彼此的行业和工作是什么。你想要和不同行业的人交流，干劲十足地和别人交换名片，结果一看，收到的名片都来自相同的行业。虽然这些资源也许能够作为人脉，但如果是想要和不同行业交流，就无法实现目的了。

针对这种情况，可以试着从外观上作出让人能够一目了然的设计？第一个行业系红色的领结，第二个行业系黄色的领结，第三个行业系绿色的——用领结的颜色代表各个不同的行业。这么做的话，和不同行业的人会面和交换名片也会更有效率吧。

基因的交换也是一样的。

个体们好不容易相遇了，交换了基因，但是因为对方的基因和自己的非常相似，交换就失去了意义。个体们还是想要尽可能地交换自己所没有的基因。

所以，如果建立几个分组就好了。

实际上，前面说到的草履虫，虽然没有明确的雌雄性别划分，但也有几个不同的基因组划分。只有不同基因组的个体之间才会交换基因。

生物界的雄性和雌性的两组划分，也是基于相同的机制。

如果划分了一个名为雄性的小组和一个名为雌性的小组，基因只在这两个小组之间交换的话，交换效率就能够更高。

因此，雄性和雌性在世界上诞生了。分成雌雄两组，可以提高淘汰旧个体、创造新个体这个机制的效率。也就是说，"死亡"机制的出现，让男女性别机制诞生了。

为什么只有雄性和雌性?

可能大家会开始想:"但是……我知道分组能提高基因交换效率,但是为什么只有雄性和雌性两个组呢?"

如果在雌雄之外再创造出其他的性别组,基因交换的种类不就更加丰富吗?

草履虫的基因组有两个,草履虫的接合只在两组之间进行。这很像雌雄之间的关系。

但是,同属一类物种的双小核草履虫(Paramecium aurelia)分成了三种基因组,不同的基因组之间都可以进行接合。这也可以看作分成了三种性别。

性别的组合配对,并不是只有雌性和雄性两种。

但实际上,绝大多数动物都只拥有雌、雄两种性别。

那么,如果有三种以上的性别划分,会发生什么事情呢?

比如说,如果存在三种性别,分别为石头、剪刀和布,会怎么样呢?

雄性和雌性两种性别结合,会生出雄性和雌性。

石头和剪刀会生出石头和剪刀,石头和布会生出石头和布。然后,剪刀和布会生出剪刀和布。

如果这三种性别相遇的概率不一致的话,那么在石头、剪刀和布之中,诞生的数值就会有偏重。比如说，如果石头和剪刀的数量变多了，那么石头和剪刀的相遇概率就会增加，又会进一步推动石头和剪刀的数量增加。这样的话，石头和剪刀的相遇概率又会再进一步增加。这样一来，布的数量就会逐渐减少，到最后可能就只剩下了石头和剪刀两种性别。因此，归根结底，还是雌雄两种性别的划分方式是更有效率的。

只能留下一半基因！

生物具有雄性和雌性两种性别。

但是，生物界的谜题没有完全解开。

对生命来说，最重要的事情是将自己的基因传递给下一代。

如果使用细胞分裂的方法，不断增加自己的复制体，就可以将自己的基因原原本本地传下去了。

但是，如果是和其他的个体交换基因，那就是自己和对方各自拿出一半基因，创造出一个新的个体。因此，只能将自己一半的基因留给子孙。

如果从留下自己基因这个目的来考虑，和其他个体交换基因，绝对不能说是个有利的做法。

然而，大多数生物还是通过雄性和雌性交配的方式产生子孙后代。也就是说，即使只能留下一半的基因，这个做法应该也是有好处的。

这个机制创造出了多样性

举个例子，有一篇文章，内容是"甲乙丙丁戊"。让我们试试改变一下这篇文章。

假设"突变"发生了，文章变成了"甲乙丙丁午"。

这就是单细胞生物的变化方法。

虽然说有变化发生，但差别并不大。不过，因为必须创造出"午"这个崭新的字，即使只改变了一个字，这也是很重大的变化。

那么，让我们学习草履虫的方式，试着交换看看。

试着和"金木水火土"这篇文章来交换一下文字。

交换之后，产生了"甲木丙火戊"和"金乙水丁土"这样两篇新的文章。

虽然确实发生了变化，但原本就有两篇文章，变化后还是两篇文章，谈不上什么多样性。

那么，把"甲乙丙丁戊"和"金木水火土"两篇文章复制一下，再一个字、一个字组合起来创作新文章，这个方法怎么样？

比如说，第一个字，可以在"甲"和"金"里二选一；第二个字，可以在"乙"和"木"里二选一。

这样把能创作的文字组合起来，会有

$2 \times 2 \times 2 \times 2 \times 2 = 32$ 种组合方法。只是五个字的组合，就可以创作出 32 篇不同的文章。

超越父母的存在

单细胞生物草履虫能够淘汰曾经的两个个体，创造出两个崭新的个体。

这么做的话，只形成了两个新个体。原本的个体是两个，新创造出的新个体也只是两个，这么一来，无法判定当环境变化的时候，存活下来的是旧个体还是新个体。甚至有可能，消失的旧个体是更优秀的那个。

不管交换了什么样的基因，如果只是自己在改变的话，是无法实现多种变化方式的。但是，如果不是自己改变，而是重新制作出新的组合，就可以创造出多样化的组合方式。

这就是父亲和母亲共同创造出的孩子。

这样创造出来的孩子，不是父母的复制品；而是焕然一新、类型丰富的后代。

也就是说，这种方式能够产生"多样性"。

环境一直在持续变化着。而且我们无法预测未来的环境会如何变化。

不管是多么优秀的个体，在瞬息万变的环境里，也不是那么容易能生存下来的。

但是，如果创造出了焕然一新、类型丰富的子孙后代，就能应对各种各样的环境了吧。

就算创造出了百分之百继承自己基因的子孙，如果这个后代不能克服环境的变化而灭绝了，那自己的基因也无法留存下来。

与之相对的是，如果留下了不同类型的后代，到时候可能会有某个后代能够存活。

这样的话，即使自己的基因只有一半被继承了，比起完全留不下来，也有着巨大的优势。

这种时候，可不能小家子气地说什么"我的基因只传下来了一半"。

就这样，生物的进化使得雄性与雌性诞生了。

雄性和雌性产生的多样性

即使如此，雄性和雌性也只是两种性别，它们产出的"多样性"又能达到多少呢？

人类有二十三组染色体。染色体是两条一组，父亲和母亲各将自己染色体组中的其中一条传给孩子。也就是说，孩子继承的染色体有两种。

在染色体是两条的情况下，有 $2 \times 2 = 4$ 种组合方式。是三条的话，就是 $2^3 = 8$ 种组合方式。因为染色体有23条，那么就需要计算2的23次方。染色体有838万种组合方式。

这还只是从父母一方中继承的染色体的组合数量。

实际上，我们是从父亲和母亲两方继承染色体的，这个组合方式的种类应该是838万×838万，超过70万亿种。这是个惊人的数字。

世界人口差不多有82亿，但是即使只有一对父母，他们生出的后代的多样性，也能达到这个人口数量的一万倍。

再加上在实际情况中，染色体在进行减数分裂时，会发生染色体的一部分交换"基因重组"现象。考虑到这点，即使只有雌雄两种性别，也能够产生出无限的多样性。

受欢迎的细胞和不受欢迎的细胞

在雄性和雌性两种性别中，存在着很多的谜团。

生物想要留下自己的后代，留下自己的基因。为此，生物创造出了"死亡"，发明出了"性别"。

但是，有一件难以捉摸的事情。

为什么生物里存在"雄性"呢？

毕竟，雄性不能生育后代。

雄性和雌性这个系统的诞生，目的是能够更高效地留下后代，但是实际上，会生育后代的只有雌性。

如果雄性也可以生孩子的话，那么继承基因的孩子数量将会变成两倍。

雄性这个性别不能生育孩子，为什么还能够存在呢?

当细胞和细胞之间要交换基因时,适用的细胞会是什么样的?

因为更大的细胞有更丰富的营养,有利于更好地生存,因此大细胞是非常受欢迎的。如果能够和更大的细胞交换基因的话,后代生存的可能性会增加。

但也并不意味着细胞越大就越好。大细胞也有缺点。

如果细胞变大了,就会难以移动。细胞要活动起来才能彼此遇见,这样才能交换基因和留下子孙,难以移动的话就会很不方便。

但是因为大细胞很受欢迎,其他的细胞会主动找它交换基因。因此实际上来说,大细胞也没有自己移动的必要,只要等着其他的细胞找上门就好了。

然后,因为大细胞可以待着不动,就会变得越来越大。

那么如此受欢迎的大细胞,什么样的细胞才能吸引它的注意呢?

因为大细胞不会移动,所以大细胞之间互相遇见的可能性很低。

可以去拜访大细胞的,只能是灵活的小细胞。

小细胞在尺寸方面有劣势,不受大家欢迎,所以不能等着别人来找自己交换基因。

因此小细胞必须要主动到大细胞身边去。即使小细胞长大了一点，身材也终究比不过大细胞。

比起大的体型，反而是小的体型更加有利于移动，能够移动得更快，跑得更远。因此，和大细胞配对的细胞反而是体型更小、移动速度更快的小细胞。

这些一动不动的大细胞成为雌性的起源，而活跃的小细胞成为雄性的起源。随着生殖机制的发展，在多细胞生物的繁殖中，大细胞最终演化为卵子（雌性配子），而小细胞演化为精子（雄性配子）。

雄性的诞生

雄性配子如果变小了，其生存率会降低。但是对雄性配子来说，向雌性配子移动依然是它们的首要任务。于是，专门携带基因，为雌性配子服务就成了雄性配子的职责，就像植物的花粉和动物的精子一样。

这样一来，雄性配子只负责携带遗传基因，而雌性配子则负责接收遗传基因并留下后代。

植物的花朵通常同时具有雌蕊和雄蕊，可以产生雌、雄两种配子。而动物为了高效地进行基因交换，发展出了专门产生雄性配子的个体和专门产生雌性配子的个体，这是生物中非常高级的进化形态。

如果像植物一样，单独的个体既能产生雄性配子又能产生雌性配子，那么所有的个体都能够自己生育后代。若是某个个体只拥有雄性配子，但又不能生育后代，可以说是十分没用的。

因为"雄性"被创造出来就是为了生产雄性配子的，所以它们可以生产更多。另一方面，雌性停止生产雄性配子，只生产雌性配子，强化个体的雌性特征，这样可以生育更多的后代。这种角色分工可以提高繁殖效率。

这样一来，就出现了不生育后代的特殊存在，即"雄性"。

然后，"死亡"诞生了

在生物的进化过程中，"性别"的出现，使得生物能够进行高效率的基因交换。

通过这次进化，某种东西诞生了。

它就是"死亡"。

雄性和雌性各自提供一半的遗传基因，生育出新的个体。然后，一旦新的个体诞生，旧的个体就会告别舞台。

那就是"死亡"。

在地球的历史中，就像"生命"的诞生一样，"死亡"也是在长达38亿年的生命历史中所形成的。

对生命来说，死亡并不是天然存在的事情。

有了生命，并不意味着就会死亡，死亡是一项生物自己获得的能力。

正如常说的"有形之物终将毁灭"，在这个世界上没有什么事物可以永远存在。只靠复制自身，是无法在数千年甚至数万年的时间里永远生存下去的。

因此，为了能够永远存在，生命试着先毁灭自我，再重新创造自我。也就是说，生命在一定时间内以死亡为代价，从而保留新的生命。

如果保留了新的生命，并且留下后代，生命的接力棒就会传递出去，而原本的生命则功成身退。

因为"死亡"的诞生，生命才得以超越世代，将生存的接力赛联结在一起，使永恒持续的存在成为可能。

生与死的循环使生命得以永远延续。为了能够永生不灭，生命创造了"有限的生命"。

不会输给年轻人？

但是，有一件令人难以理解的事情。

为了适应环境的变化，生命研究出了对策：创造新的生命。

尽管如此，即使新生命诞生了，旧生命也仍然存在。新诞生的生命并不一定比旧生命更优越。

如果旧生命可以不逝去，而是与新生命一同生存，适应环境活下来，似乎也是一种很好的方式。

也就是说，让旧世代与新世代的生命之间为了生

74

存而竞争。

如果新生命真的更为优越，那么旧生命可以干脆利落地承认失败，为新生命让道。而如果旧生命在竞争中有胜利的机会，那么旧生命就可能会驱逐新生命，以证明他们那一代更为优越。

但生命进化并没有选择这种模式。它没有让旧世代和新世代依靠竞争来决定优劣，而是选择了另外一种它认为是最佳的进化方式：让旧世代自行消亡，并让新世代继续发展。

说不定在漫长的历史中，可能有某些生物的旧世代不会"死亡"，新旧世代之间进行激烈的竞争。然而最后结果是，旧世代会死亡的生物才成功完成了进化。这也就意味着，旧世代"让位给后来者"的策略是非常先进的。

"死亡"是生命的一项创举。

之后，在进化的历史中，生物的"死亡"策略也在不断被改进和完善。

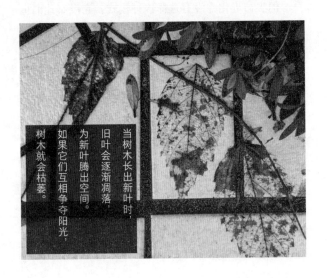

当树木长出新叶时，旧叶会逐渐凋落，为新叶腾出空间。如果它们互相争夺阳光，树木就会枯萎。

懂得衰老的生物 4——橡树

在传统节日端午节，人们会吃柏饼[1]。

橡树的叶子比较大，并具有抗菌作用，因此非常适合用来包裹柏饼。

但是，除了橡树，也可以使用其他树木的叶子。

其实，橡树被看作是吉祥的植物。

这是为什么呢？

橡树是落叶树，叶子会在秋季枯黄。然而即使到了冬季，它也不会像其他树木那样落叶，枯叶会一直停留在树枝上。

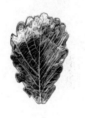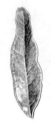

但是当春季来临，新芽冒出来时，橡树就会像见证了新生一样，主动落下叶子。因为枯叶离去像是维系生命，所以橡树被视为吉祥的象征。

同样被视为吉祥的植物还有交让木。

交让木与橡树不同，它是一种常绿植物，

1　　日本人过端午节的习俗。——编者注

即使秋季过去，叶子也不会枯萎变黄，整个冬季中，它的叶子一直是翠绿的。

但到了春季，新叶子长出来时，旧叶子就掉落了，像是主动给新叶子让路一样。这也是为什么交让木被认为是吉祥植物的原因。

所谓吉祥，到底是什么呢？

因为松树会在冬季保持青翠，展示出强大的生命力，因而被认为是代表吉祥的植物。然而，仅仅是一直保持青翠，并不意味着"吉祥"。

真正的"吉祥"在于旧叶枯萎脱落，让位给新叶，将生命延续，这才是"吉祥"的真谛。

Chapter
05
进化成为
有限的生命

千年长生的树，
与活了一年就枯萎的草

有些植物是一年生植物，从种子发芽到开花凋零仅需一年，而另一些则是多年生植物，它们可以存活多年。

高大的树木属于多年生植物。

有些品种的树木可以长得非常巨大，能够活上数十年甚至数百年。

目前，据说世界上寿命最长的植物是瑞典的冷杉，其树龄约为9550年。它已经存活了差不多一万年。一万年前，也就是日本的绳文时代。能够从那么久远的过去一直活到现在，实在令人惊讶。

一些日本神社里冷杉的寿命虽然没有达到一万年，但也活了数百年。而且，屋久岛的绳文杉据说已经有两千多岁。

在我们人类看来，数百年甚至数千年可以说是超越时代、可以被认为是永生的寿命长度了。

有些树木可以活得如此之久，而另一方面，也有一年内就会枯萎的草，这真是有趣。

话说回来，在树和草中，哪一类植物进化得更加优秀呢？

虽然似乎看起来，长寿的树木更像是进化得更彻底的植物，但令人意外的是，活了一年就会枯萎的一年生植物，才是进化得更为优秀的新型植物。

如果植物自己愿意，它可以活上数十年甚至数百年，但难以置信的是，它们竟然自愿将寿命进化得更短。

为什么会这样呢？

马拉松的极限

所有生物在进行生命活动的时候都不想死亡。所以植物会伸展枝叶，尽量获取更多的光源，而动物会拼了命逃离天敌。

明明所有的生物都拼尽全力想要延续生命，为什么植物的寿命会进化得更短呢？

既然上天赐予了生命，就一直活下去，这是每种生物的责任。

但是，生命无法永远存在。一旦出现什么意外，就会丧失。因此，生命自己创造了名为"死亡"的机制。

于是，通过不断进行接力，生命找到了能够永远存在的方式。

这就好比说，独自完成长距离的马拉松比赛是非常艰难的。而且，这场马拉松不是在平坦的道路上进行，而是一场有山峰、有谷地的障碍赛。顺利到达在42.195公里（全程马拉松的距离)之外的终点，这并不是一件简单的事情。

但如果离终点的距离只有100米呢？我们应该可以全程冲刺吧？即使有一些障碍等待着我们，我们也能冲过去。毕竟，终点就在眼前。

无论多么出色的马拉松选手，都无法与不断进行短距离接力的团队相媲美。

植物也是如此。

想要活出上千年的寿命是很难的。如果途中遇到障碍，植物可能会枯萎。与之相比，虽然只活短短一年，但是能够安度一生，这样做有更高的可能性。正因如此，植物选择缩短寿命，像完成短距离接力一样，不断更新换代，传递生命的接力棒。

决定寿命长度的因素

然而，如果在一年内就枯萎更有利，为什么不是所有的植物都这么选择呢？

对生物来说，寿命究竟是什么呢？

在生物中，有"长得快，死得早"的生存策略，也有"长得慢，死得晚"的生存策略。

一般来说，体型较小的动物寿命较短。

例如，像老鼠这样体型较小的动物很可能被较大的食肉动物捕食。因此，它们需要尽快成年并迅速繁殖后代。

另一方面，像大象这样体型较大的动物，由于受到食肉动物袭击的风险较小，所以可以缓慢生长。或者说，缓慢地生长才能长得更大、更强壮，所以对它们来说是更好的方案。因此，它们采取了缓慢生长的生存策略。

不过，众所周知，无论是寿命短的生物还是寿命长的生物，它们一生中心脏跳动的次数似乎并没有太大的差异。像老鼠这样寿命短暂的小型动物，它们的心脏跳动的速度较快；而像大象这样寿命较长的大型动物，它们的心脏跳动的速度相对较慢。

不管怎样，人们认为生物的进化方式，是"物竞天择，适者生存"这种自然选择的方式。

"寿命有长有短"这种生存策略，也是一种自然选择。

有些生物适合快速生长，有些生物则适合缓慢生长。

就是这么回事而已。

长寿的例外情况

但是，也存在着一些生物，其长寿的原因不能用体型大小来解释。

比如，蝙蝠就是一个例子。

与体型相似的小鼠、仓鼠和老鼠相比，蝙蝠的寿命要长得多。

为什么会这样呢？

"寿命短"这个策略是为了活下去。

在有危险的环境中，生物最好能够在短距离内传递"接力棒"。

然而，在不存在意外危险的环境中，最好能够尽可能地跑得更远，然后再传递接力棒。小鼠、仓鼠和老鼠等鼠类动物，时刻都可能受到天敌的攻击。它们没有太多悠闲的时间去慢慢成长。因此，它们要以短暂的生命存在，并不断地传递接力棒。

而与之相对，蝙蝠白天躲藏在洞穴之类的地方，夜晚在空中飞行，因此被天敌袭击而丧命的风险较小。这就是蝙蝠寿命较长的原因。

事实上，人们发现，在死亡率较高的环境中，生物往往会进化出"寿命短"的特征。

比如说，在英国人进行的一个实验中，一种叫作繁缕的野草，在自然的环境中活得更久；而在有园艺师精心打理、除去野草的植物园里，它的寿命反而变短了。因为在野草极有可能会被除掉的不安定的环境中，用"寿命短"这种策略传递下一代是更有效的。

也就是说，长寿意味着生物处于一个稳定且安心的环境中，还能够安享天年。

延长寿命的策略

那么，人类是怎么做的呢？

与体重相似的其他生物相比，人类的寿命要长得多。

医疗技术的发展降低了婴儿的死亡率和患病致死的风险。虽然人们会认为寿命的增长是这些因素促成的，但实际情况并非如此。

举例来说，即使人类的寿命只有50岁，那也和大象差不多了。即使在医疗条件不发达的古代，也有很多人活到了60岁或70岁。例如，德川家康、毛利元就和伊达政宗等著名的武将都活到了70岁，而被称为"水户黄门"的德川光圀活到了73岁。测量家伊能忠敬在50岁后隐居，并绘制了第一幅日本地图，他逝世的年龄为73岁。翻译《解体新书》的杉田玄白活到了84岁，而浮世绘画家葛饰北斋则活到了89岁。

在过去，由于疾病而死亡的例子确实很多，但是人类已经拥有了长寿的潜力。

人类掌握了力量，能保护体力变弱的长辈。

然后智慧的长辈所在的群体能够存活下来，从而使人类发展出"长寿有利"的生存策略。

人类，绝对不是什么强大的生物。但是，人类能够互相帮助，然后利用年长者的智慧活下来。最后，我们人类获得了"长寿"这个能力。

任何生物都不能决定自己的寿命。

无论多么希望长寿，无论多么不想死，每种生物都被赋予了最适合的寿命长度。

人类的寿命很长。

这意味着，长寿对人类来说是有意义的。

但"老而不死"，是没有意义的。

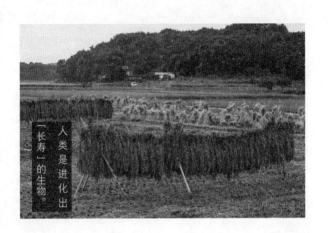

人类是进化出「长寿」的生物。

懂得衰老的生物 5——马

王子殿下总是骑着白马出现。

大概每个女孩子都曾经梦想过童话中的白马王子。

马毛通常是棕褐色的，白毛的马代表着特殊和高贵的形象。

这种白马，是已经上了年纪的马。

有一种被称为芦毛马的灰色马，当"马龄"渐长之后，芦毛会变成白色的毛。

那些为贵族拉马车的马，或者在赛马中作为引导马的白马，最初都是芦毛马。

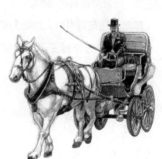

白马中也有生下来就突然变异成白色的，但这种情况非常罕见，就像偶尔能看到的白色乌鸦或白色狸猫一样珍奇。

我们的头发随着年龄的增长会变白，芦毛马的毛也会随着年龄的增长变成白色。

当芦毛马的年纪大了，毛色完全变成白色

之后，就是白马了。

选择白马来拉重要的马车，或者用白马担任赛马场的引导马，不仅是因为它们的美丽外貌，还因为它们经验丰富、稳定沉着。

中国有成语叫"老马识途"。

在这个中国的故事中，春秋时期齐国的政治家管仲迷路于山中，他放开老马，让其领路。最终，他跟着老马行走，找到了正确的道路。

老马经验丰富，即使在山中也能找到正确的道路。这个故事告诉我们，老年人积攒了多年的经验，其智慧是有价值的。

年老的马有着引导人类的力量。

最适合作为年轻王子和公主的引路者的，正是年老的马。

Chapter
06
老树不老

Chapter
06

大树死去了

假设现在有一棵树龄千年的大树。

这棵树有粗壮的树干，是一棵极其古老的大树。

然而，这棵树真的活了一千年吗？

这棵树在一千年之前就生长在这片土地上，在树干里有千年的年轮。

但是，作为植物的一种，树木内部的许多组织实际上是由已经死亡的细胞构成的。活着的细胞是柔软的，死亡的细胞才会变得坚硬。正是这些坚硬的细胞支撑着树木。

砍倒树木后可以得到木材，木材是由死亡的细胞组成的。

常常听到人们说"木头柱子是活的，还在呼吸"，实际上是指木头柱子里的空洞会吸收湿气，而并不是指木头柱子本身真的在活着、在呼吸。

树木的巨大体形，是通过堆积死亡的细胞来构建的。

有时候，大树的树干上会出现大洞，但毕竟树干的大部分都是死亡的细胞，对树木来说，有大洞也并不是什么大不了的事情。

那么，树木体内活着的细胞在哪里呢？

由生与死构成的植物

树木的年轮每年都会增加，树干变得越来越粗。因此，年轮的最外层有新的细胞。

事实上，只有这些外层的细胞是活着的。

观察被砍倒树木的横截面，可以看到树木的中心部分是深色的。这个中心部分由死亡的细胞组成。而在中心部分的外侧，有着颜色较浅或呈现白色的区域，这个区域的细胞正在死亡的过程中。

然后，在去除了树皮的树干的最外侧，这薄薄的一层仍然在进行着生命活动。

即使一棵大树被认为活了一千年，实际上真正存活的只有极小一部分而已。只不过是在老细胞死去之后，又有新细胞堆积在它的上面。这些新细胞最终也会死去，然后在它们的尸体上面还再产生出新的细胞。

千年的大树只是在不断重复这个过程。

真正进行生命活动的是刚出生的年轻细胞。这些细胞不会一直活着，而是会死去并且成为树干的一部分。

那么，到底可不可以说这棵树活了一千年？

或许，它只是不断重复生与死的过程而已吧？

我的分身正在死去

或许有人会认为："这种事情只在植物身上发生，与我们人类无关。"但事实并非如此。我们人类的身体也是由死亡的细胞和活着的细胞一起构成的。

比如说，我们的指甲就是由死亡的细胞构成的。

指甲的细胞在形成了一段时间后，就会失去细胞核，变成死亡细胞。然后这些死亡的细胞会保护我们的指尖。

同样，头发也是由死亡的细胞构成。头发的细胞也会在形成后一段时间失去细胞核，变成死亡细胞，然后成为头发，保护我们的头部。

即使剪掉指甲和头发，人也不会感到疼痛，可能也不会切身感受到它们是身体的一部分。

然而，请回想一下。

当父亲的精子与母亲的卵子结合成为受精卵时，我们只是一个细胞。这个细胞不断分裂，构成了我们的整个身体。

我们体内的所有细胞都是受精卵分裂后的复制品。所有细胞都携带相同的遗传信息。但是通过不同的分工，有些成为脑细胞，有些成为心脏或其他内脏的细胞。还有一些则成为指甲和头发的细胞。

这意味着，被指甲剪剪掉的指甲细胞和被剪刀剪掉的头发细胞，都是我们的分身，没有任何区别。它们只是在分工中偶然成了指甲或头发的细胞而已。

人类的身体由数十万亿个细胞构成。如果你不能切实地感受到指甲细胞或头发细胞是你的身体的一部分，那么什么才算是你的细胞呢？

是脑细胞吗？还是心脏细胞呢？

掉落并变成死皮的老皮细胞，难道不是你的分身吗？

所有这些都是你的细胞。那么，无数的细胞每天都在作为你的分身失去生命。

就像大树一样，我们人类的身体也是由死亡的细胞和活着的细胞组成的。

对生命的运转而言，活着和死去其实是一样的。

刚刚诞生的细胞

不过话说回来，有件很奇怪的事情。

我们的身体，为什么会变老呢？

请思考一下。

在我们的身体内，一直在反复地进行着细胞分裂。

也就是说，新的细胞在不断产生。我们的身体就是由这些新生的细胞构成的。

我们也许会觉得，因为上了年纪，身体当然会出现问题，但实际情况并非如此。

确实，像冰箱、洗衣机这种电器产品，还有汽车也是，随着老化，它们可能会无法正常运行，性能下降，甚至出现故障。同样，我们的身体在老化后，不能再像刚生产出来的新品一样运作，这似乎也是很正常的事情。

然而，我们的身体是活着的。这与冰箱、洗衣机和汽车有着根本的不同。

我们身体一直在持续产生新的细胞。我们的身体是由新生的细胞构成的，和新品是一样的。

举例来说，我们的皮肤细胞大约在四到五天就会被新生的细胞替代。

这意味着，我们的身体表面覆盖着的应该是四五天前刚生长出来的新细胞。如果是出生后四五天的细胞，那我们皮肤的新鲜程度就应该和婴儿皮肤一样了。

但是……

无论怎么看，我们的皮肤都不像是刚刚制成的新品。

没有婴儿皮肤的水嫩，也没有弹性。

为什么我们的皮肤不会像婴儿的皮肤一样紧致呢？

为什么我们会衰老呢？

的确，皮肤的年轻与否不仅仅取决于细胞的新鲜程度。

例如，随着年龄的增长，细胞的数量会减少。因

　　　　　　　　　　　　Chapter 06 老树不老

此，皮肤会变得松弛，容易出现皱纹。

另外，细胞之间还存在着胶原蛋白和弹性纤维，它们像橡胶一样保持着弹性。随着时间的推移，这些成分会减少，导致皮肤失去弹性。

然而，这还是令人费解。

为什么细胞的数量会减少呢？为什么会失去胶原蛋白和弹性纤维呢？

皮肤暴露在紫外线下确实会受到损害。因此，在紫外线较少的雪乡，人们的肌肤通常在老年时仍然保持着较好的状态。

但是，雪乡的人们也不会永远保持年轻。

如果能够在完全没有紫外线或者完全不干燥的环境中度过一生，是否肌肤就不会变老，直到生命的尽头都能一直保持年轻的外貌呢？

环境确实可以延缓衰老的过程，但老化仍然是不可避免的。

不仅仅只是肌肤老化。

随着年龄的增长，人体的各个部位都会出现问题。

人的记忆力会下降，体力会减弱。当然，有些人会自豪于自己的记忆力和体力仍不输给年轻人，完全看不出是老年人。但即使如此，也无法一生永远保持像二十多岁时那样的身体状态。

无论我们如何努力抵抗，身体的老化都不可

避免。

为什么我们会衰老呢?

这是一个宏大的谜题。

很遗憾,也是我们目前还不清楚、不明确的原因。

但有一件事是确定的。

就像单细胞生物反复进行细胞分裂一样,在我们的身体内也会一直产生新的细胞。

通过细胞分裂,我们本来应该是在不断获得新生。

然而,我们的身体却在变老。

我们不断生成新的复制体,不断生出新的细胞,但同时,我们的身体仍在变老。

这不是任何人的过错。

这是我们身体的选择。

是我们的身体自愿选择了逐渐老去。

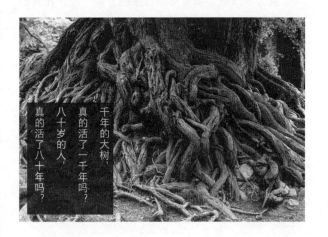

千年的大树，
真的活了一千年吗？
八十岁的人，
真的活了八十年吗？

懂得衰老的生物 6——虾

新年料理中，虾是必不可缺的。

虾是吉祥食材的代表之一。

追根溯源，为什么虾会被视为吉祥的食材呢？

虾有弯曲的背脊和长长的胡须。由于其外貌就像老人一样，因此被视为"长寿的象征"。

老人的形象是吉祥的。

虾在日语里可以写作"海老"，实际上是"海洋的老者"的意思。

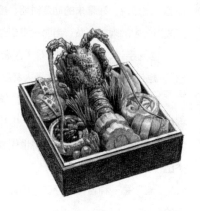

日语里表示虾的字还有一个，以"虫"作为偏旁，写作"蛯"。

就像"蛇""蛙""蟹"这些使用"虫"偏旁的字一样，在古代，除了兽类、鸟类和鱼类，其他动物都被称为"虫"。所以海老就是指年老的虫子。

"老"字源自老人拄着拐杖的象形。

然而，"老"这个字并不意味着劣势或虚弱。"老"意味着有知识和经验的人。

例如，在中文中，学校的教师被称为"老师"。老师不仅指年长的教师，年轻的教师也叫作"老师"。

"老"这个词代表着我们应该尊敬的人。

说起来，江户幕府还有"老中"和"大老"等职位。

这些职位并不是由老年人按照年龄序列担任的。比如说，在幕末的动荡时期，接替水野忠邦成为老中的阿部正弘，当时只有25岁。

也就是说，"老"意味着"像老人一样杰出"，也代表着"像老人一样受人尊敬"。

在幕府中，"老中"也被称为"年寄"。年寄的意思是"积累年月"。另外，相扑中退役的力士也会被称为"年寄"。年寄也代表着"常年杰出"的意思。

"老"是一种吉祥的存在。因此，虾也是吉祥的食材。

Chapter
07
"青春"是
虚幻的

人为什么会衰老？

有一件很奇怪的事。

生物在进化的过程中获得了"死亡"的能力。

然后，生物将生命的长度控制在有限范围内，并且以此获得了将有限的生命无限地连接起来的能力。

但是，为什么会这样呢？

虽然有限的寿命是无法避免的，但为什么我们不得不变老呢？

健健康康的，活得长长久久，然后平静地死去，这种理想被称为ピンピンコロリ，意思是"无病无痛，寿终正寝"。但是，如果能像年轻人一样充满活力地生活一辈子，在生命尽头时说一声"拜拜喽""再见啦"，这种方式似乎更好。

那么，为什么我们的头发会变白，皮肤会出现皱纹，眼睛会看不清，耳朵会听不见，体力会下降，记忆力会减退呢？

虽然我们认为"先衰老再死亡"是一件理所应当的事，但仔细想想，"衰老"和"死亡"其实是两件不同的事。

蝉会在某一天突然死去，鲑鱼会在产卵后丧命。像它们那样，无须经历衰老，在保持年轻的状态下死去，好像是更好的选择。

为什么会衰老呢？

遗憾的是，即使在科学发达的现代，我们也还不清楚这个问题的答案。"衰老"，是一个生命中的神秘现象。

只有"衰老"存在

在恐怖电影中出现的吸血鬼会吸食鲜血，从而保持永恒的青春。

新年期间喝的"屠苏酒"，会按照先年轻人、后年长者的顺序依次传递杯子，这样年轻人就可以将精气传递给年长者。

"年轻"似乎是一种蕴含着强大能量的形象。

然而事实如何呢？

实际上，"年轻"这个概念并不存在。我们所说的"年轻"只是我们的错觉。有一个著名的实验可以证明这一点。

在实验中，研究人员将老年的老鼠和年轻的老鼠作为实验对象，用手术将它们的皮肤缝合在一起，让它们的血液混合。也就是说，老年的老鼠和年轻的老鼠共享了血液，年轻的老鼠体内流动着老年的老鼠的血，而老年的老鼠体内流动着年轻的老鼠的血。

对老年的老鼠来说，这是多么幸运的一件事啊！它年迈的身体是否会因为年轻的血液而焕发新生呢？

然而，老年的老鼠仍然持续处于衰老状态，更令人吃惊的是，年轻的老鼠开始出现衰老的迹象。

如果年轻的老鼠的血液中存在所谓的"青春精华"，那么老年的老鼠理应会返老还童。

但结果恰恰相反，真正存在的是"衰老精华"。年轻的老鼠正是受到了"衰老精华"的影响开始衰老。

这就意味着，"衰老"是确实存在的，但"青春"并不存在。青春只不过是幻觉罢了。

所谓的"青春"，仅仅是因为"衰老"程序的运行"开关"处于关闭状态。如果"衰老"程序启动，即使是年轻的老鼠也会变老。

年轻只代表着"尚未衰老"而已。

衰老的程序

端粒（telomere）是生物的老化机制，被人们所熟知。telomere是由表示末端的telos和表示部分的meros两个词组合而成的术语。

端粒位于染色体的末端，起到保护DNA的作用。

细胞每分裂一次，这些端粒就会变短一些。当细胞分裂重复约50次时，端粒就会变得极短，最终死亡。

人类细胞的分裂次数是有限的。打个比方的话，端粒计算着细胞分裂还剩下多少次数，担任着细胞死亡的倒计时装置。

通过这些端粒可以看出，细胞逐渐老去，最终死亡。由细胞组成的我们的身体，也会逐渐老去，最终死亡。

然而，为什么会这样呢？

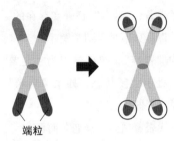

端粒

随着细胞反复分裂，端粒一点点变短

虽然我们可以很清楚地解释端粒是什么老化机制，但是仍然无法解释，为什么我们必须要走向衰老。

端粒是细胞给自己设置的衰老定时装置。

如果这个装置没有必要的话，也可以舍弃掉的吧。

打个比方，端粒就类似于自己给自己设定了一个规则，一天只能玩10次游戏。如果别人问起来："为什么一天只能玩10次游戏呢？"自己可能会回答："因为规定了只能玩10次。"但是，制定规则的就是本人，所以如果感到不方便，完全可以取消这个规则。

在不方便的情况下，还是制定了规则，那应该是出于某种原因的吧，有可能是为了保证学习时间，或者是为了避免眼睛疲劳。

生物的世界，是适者生存的世界。

在漫长的进化历史过程中，生物反复历经了各种各样的进化。

如果死亡对生物来说是不利的事情，那么像端粒这种危险的机制，应该早就被生物改正了。只要产生突变让端粒消失，或者向不会衰老的方向进化就行了。

但是，我们的细胞中还是有端粒的存在，它像倒计时装置一样计算着细胞剩下的分裂次数。端粒这种"机制"，只不过是为了让我们衰老和死亡的过程可以更有效、更可靠地进行。

如果是这样的话，那应该有某种理由，让生物创造了端粒，进而限制了生命。

为什么，我们会衰老、会死亡？

为了思考这个问题，让我们再回顾一下生命的演化。

多细胞生物的诞生

正如之前所述，38亿年前，地球上诞生的生命并没有"死亡"的概念。那时的生命只是不断地进行分裂。

然后，距离生命的诞生过去了很长很长时间，在距今15亿到5亿年前，生命获得了"死亡"的能力，开始创造出有限度的寿命。也就是说，由细胞组成的多细胞生物诞生了。

多细胞生物的诞生过程充满了谜团，一般认为，其诞生和这一时期的地球环境剧变有关。

所以，为了应对剧烈的环境变化，单细胞生物形成了群体。

就像小鱼会聚集成鱼群一样，"形成群体"是生物自古以来的一种策略。因此，单细胞生物也采取了聚集成群体的策略。

比如说，如果细胞是自己独自生存，那么它就必须守卫所有的方向。但是，如果细胞和细胞可以携手作战的话，每个细胞就只用守卫一半的方向了。而且，如果细胞聚集起来，群体内部的细胞就会变得更加安全。紧紧团结在一起的细胞群变得越大，内部的安全细胞的数量就会变得越多。

因此，细胞一边通过分裂来增加同伴，一边聚集在一起形成集合体。就这样，多细胞生物诞生了。

越来越复杂的多细胞生物

最初，细胞聚集起来只是为了形成群体。

然而，聚到一起之后，细胞发展出了各自不同的功能。

举例来说，位于细胞群体外部的细胞，不管是否愿意，可能都会被分配保护群体的任务。而另一方面，在群体内部的细胞则因为得到其他细胞的保护，不需要花费精力来保护自己。这么一来的话，内部细胞做一些支持性的工作可能更有效率，比如向位于外部的细胞提供营养之类的工作。

在逐渐明确分工的过程中，细胞之间开始交换物质，发送信号，以便更顺畅地履行各自的角色。

就这样，许多细胞协同合作，形成一个多细胞生物，进行生命活动。

多细胞生物的大问题

多细胞生物由许多细胞组成，形成复杂的结构。然而，如果这些细胞无序地反复分裂，会导致什么后果呢？

以人类体内的细胞为例，有的细胞形成大脑，有的形成骨骼，还有的形成皮肤。还有的细胞作为红细胞在血液中流动，而有的细胞则形成指甲和头发。人体是由细胞高度分工和组织而形成的，如果细胞开始无节制地随便增殖，将会打乱体内的秩序，导致混乱。

因此，我们的身体通过以下机制来维持秩序。

首先，细胞的增殖，由被称为"干细胞"的细胞负责。

从干细胞中分裂生成的"体细胞"不会无秩序地分裂。它们的分裂次数被限制在50次左右。这样可以防止细胞无秩序地增殖。

其次，从干细胞中会不断地分裂出新的体细胞，而分裂超过50次的老细胞会在完成使命后死亡。

计算分裂次数的就是之前提到的端粒。

每一次细胞分裂之后，端粒就会缩短一些。然后，随着分裂反复发生，一旦端粒变短到极限时，细胞就无法再分裂。因此，端粒被称为"寿命的次数券"。连在一起的50张次数券，一旦使用完毕，生命就结束了。

细胞承受的法则

细胞会不断地进行分裂。

如果我们假设体内的每个细胞只能分裂50次，那么所有细胞都将同时走向终结。

实际情况当然并非如此。

被设置成有分裂次数限制的，只有由干细胞分裂产生的体细胞。

那么，不断分裂的干细胞会变成什么样子呢？

其实干细胞有一种方法，可以防止端粒缩短。

这就是端粒酶。端粒酶可以防止端粒缩短，并且具有恢复端粒长度的功能。

而体细胞会阻止端粒合成端粒酶，这样就可以启动自身的倒计时装置了。

作为死亡的倒计时装置存在的端粒，以及防止这个端粒缩短的端粒酶，并不是被强制安排在人体里的。它们都是人体自身创造的机制。

对拥有端粒酶的细胞来说，防止端粒缩短并不是什么难事。但是，细胞会主动启动端粒这个限时装置，自身削减寿命。这样做有助于维持体内细胞之间的协作。"细胞的命运就是衰老并且死亡"，这是多细胞生物的细胞分裂的铁律。

然而，有些细胞却违反了这个铁则，拒绝死亡。它们开始不受控制，无序地增殖。这就是"癌细胞"。癌细胞会随意使用端粒酶，无限制地疯狂增殖，可以说是"不死细胞"。

我们体内的细胞或是遵守规则死去，或是违反规则，变成癌细胞活下去，这两条路之间只能选择一条。当然，如果癌细胞增加，身体将失去控制，最终也会导致人体无法继续存活。对多细胞生物来说，"死"是无法避免的法则。

不老不死是可能的吗?

想要实现永生不死的话，会有哪些方法呢?

假若这是童话，或许可以与恶魔或某种神秘的力量进行交易，通过魔法来实现。如果是科幻作品，大概能采取改造成为半机械人的方式吧。

如果你觉得这些都是虚构的故事，现实生活中，确实有一个成为"不死之身"的女性。

她的名字是海里埃塔·拉克丝。其实，她本人已在1951年去世。

然而，她的癌细胞至今仍在实验室中存活。这些细胞被称为"HeLa细胞"，得名于她的名字。

HeLa细胞像单细胞生物一样，不断地进行细胞分裂。它们没有死去，而是持续存活。

从细胞层面来看，我们似乎可以永远生存下去。

但是，到底能否说海里埃塔·拉克丝还活着吗?

在生物界中，还有一些生物是通过克隆来维持生命的。

例如，蚁后在死亡临近时，会制造自己的克隆体。然后，克隆体作为下一任蚁后，继续统治着蚁巢。

这样，与自己相同的遗传基因得以继续存在。

这真的算是长生不死吗?

如果基因的复制品存在就等同于不死的话，那么我们早已实现了永生。

毕竟，我们的子女和孙辈中存在着我们的基因复制品。

　　即使自己没有孩子，也可以在兄弟姐妹的子女，例如侄子、侄女中找到自己的基因复制品。

　　即使我们死去，在地球的某个角落，我们的基因也会留存下来。

　　就像这样，生命的历史已经编织了38亿年。

　　如果这么看的话，我们其实早已实现了不朽。

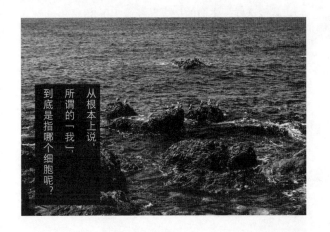

从根本上说，所谓的「我」，到底是指哪个细胞呢？

懂得衰老的生物 7——鲤鱼

鲤鱼是一种代表吉祥的生物。

在中国有这样的故事，只要鲤鱼能够跳过龙门，就会变为真龙。

从这个故事里，诞生了"鲤鱼跃龙门"这个说法，鲤鱼化为出人头地的象征，日本人在端午节也会挂起鲤鱼旗。

在传说里，有许多不同的鱼都曾尝试过跃龙门。就像鲑鱼和鳊鱼，有很多种类的鱼似乎都有能力逆流而上，跃过龙门。然而，在众多有能力跃龙门的鱼

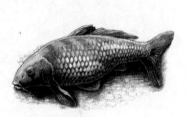

类中，人们只把鲤鱼看作成功的代表。但是，鲤鱼一般生活在水流缓慢的池塘和河流中，其实并没有逆流而上的能力。

那么，为什么人们会认为成功跃龙门的是鲤鱼呢？

在日本，鲤鱼被称为"河鱼之长"。

这是因为鲤鱼有着气派的胡须，根据它的胡须，可以认为它是鱼类里面的"长老"。

鲤鱼旗的悬挂时间是五月初五，这天也是日本的"男孩节"。尽管从这一点来看，鲤鱼被视为有蓬勃未来的年轻象征，但实际情况并非如此。它代表着有风度的长者形象。因此，鲤鱼被视为长寿的符号，被认为象征着"吉祥"。

龙是代表着神的形象。

不管是什么样的鱼，都不能跃过龙门。正是因为鲤鱼拥有气派的胡须，它才能够跃过龙门，迈向下一个阶段。

Chapter 08

植物无法
对抗衰老

Chapter
08

充满危险的氧化活动

防止衰老、恢复青春的过程被称为"抗衰老"（Anti-Aging），是对抗（Anti）年龄增加（Aging）的意思。

而具有此类抗老效果的物质被称为抗衰老物质。

市场上充斥着各种各样的抗衰老物质。只要看电视，抗衰老商品的广告就会不断播放，百货商店和药店里也会摆满各种有抗衰老效果的产品。

其实，这些抗衰老物质的重要功效之一就是"抗氧化"。

我们的身体通过吸入氧气进行生命活动。

然而，氧气也会使一些物质氧化并使其"生锈"。在进行氧代谢的生命活动中产生的活性氧，更是一种具有高度氧化能力的物质。这些活性氧会损害体内的细胞。因此，为了预防疾病和老化，必须清除这些活性氧。

能清除这种活性氧的，就是防止氧化的抗氧化物质。

人体内部当然也存在着清除活性氧的抗氧化物质。

然而，人的氧代谢非常活跃，所以难以完全清除活性氧。人们认为这就是导致衰老和各种疾病的原因。

为了防止衰老，保持容颜，"抗氧化物质"应运而生。

植物是抗氧化物质的宝库

抗氧化物质有许多种类。

维生素C、维生素E等维生素也是抗氧化物质。

此外，多酚类物质、花色素苷、类胡萝卜素等也是典型的抗氧化物质。

这些抗氧化物质广泛存在于植物当中。

维生素A	胡萝卜，南瓜
维生素C	西蓝花，小松菜，苹果，柑橘类
维生素E	杏仁，菠菜
β-胡萝卜素	绿黄色的野菜
儿茶素	绿茶，红茶
异黄酮	大豆，小豆
槲皮素	洋葱，荞麦
花色素苷	红酒，茄子，葡萄
可可多酚	巧克力，可可
咖啡多酚	咖啡
姜烯酚	生姜

主要的抗氧化物质与含有该种类抗氧化物的食物

植物含有丰富的维生素，这件事不用多加说明。

苹果、橙子、绿黄色的蔬菜等都富含多种维

生素。

多酚类物质是在植物进行光合作用时产生的物质的总称，广泛存在于植物体内。仔细想想，我们经常吃的植物里含有很多。

例如，大豆中含有的异黄酮，绿茶中的儿茶素，以及荞麦中的芦丁，这些都是多酚类物质。

此外，花色素苷和类胡萝卜素是植物的花朵和果实用来给自己染色的色素。

为什么植物含有抗氧化物质

可以用来抗衰老的物质，几乎大部分都来自植物。

植物富含抗衰老的物质。然而，有一个奇怪的现象。

即使是富含抗衰老物质的植物，最终也会衰老并枯萎。

拥有抗衰老物质的植物，自身却不能抵抗衰老。

那么，植物为什么要含有抗衰老物质呢？

实际上，这关系到植物壮烈的生存斗争。

植物会遭受许多病原菌的侵袭。但是由于植物无法移动，即使病原菌大军来袭，植物也无法逃脱。

当病原菌来袭时，植物会采取什么行动呢？

一旦察觉到植物病原菌的袭击，植物就会产生大量的活性氧。

活性氧是能够使一切事物"生锈"的物质。植物用活性氧来"击退"病原菌。也许，活性氧可以算作一种攻击力很强的武器吧。

然而作为病原菌，如果不感染植物，它们就无法生存，因此它们会不断进化，增强应对植物防御的策略。因此，经过漫长的进化之后，植物仅靠活性氧已经无法击退病原菌了。

尽管如此，活性氧的产生至今仍然在植物中扮演着重要的角色。产生活性氧意味着病原菌正在袭击植物，因此，当感知到活性氧正在产生时，植物会将这一紧急情况传达给体内的细胞。也就是说，活性氧是植物进入战斗状态的标志。

通过活性氧的产生，植物的身体进入了战斗状态。尚未受到病原菌入侵的细胞会加固细胞壁，提高防御力。此外，它们会产生大量抗菌物质，做好与病原菌战斗的准备。但是这些应对措施有一个缺点，就是在准备时需要一些时间。

如果不小心让病原菌入侵了，植物的细胞会怎么办呢？

程序性死亡

面临绝境的植物细胞最后的手段是与敌人同归

于尽。

细胞被病原菌入侵后，会陆续死亡。

为什么会发生这种事情呢？

大多数病原菌只能在活着的细胞中生存。因此，一旦细胞死亡，入侵的病原菌也会死掉。

因此，受感染的细胞会以自身的生命为代价保护植物本体。虽然看起来像是病原菌攻击细胞导致其死亡，但实际情况并非如此。细胞自杀，这属于植物防御机制的一部分。这个现象被称为"细胞凋亡（程序性死亡）"。

实际上，不仅是受到病原菌入侵的细胞，其周围的健康细胞也会凋亡。就像在发生山火时，有时会砍伐部分树木来阻止火势蔓延一样，邻近细胞的集体死亡，也可以阻止病原菌的扩散。

在受到病原菌攻击的叶片上，有时能看到细胞死亡形成的斑点。然而，这实际上不一定是疾病症状，而是细胞自我牺牲以封锁病原菌的痕迹。

通过细胞们激烈的抗争和宝贵的牺牲，植物能够在病原菌的袭击中守卫住自己。

"战争"的结束

无论如何，和平降临到了植物的世界。

如果是电影的话，现在就是感人的高潮部分。

人们互相拥抱，庆祝胜利，然后在欢声笑语中故事结束。

但是，这不是结局，故事还在继续。

战斗结束后，植物使用过的大量活性氧依然存在。活性氧也会对植物造成不良影响。

就像战斗结束后需要清除未爆炸的弹药和地雷一样，必须清除这些活性氧才能真正实现和平。

于是，接下来登场的是植物含有的多酚类物质和维生素等抗氧化物质。植物拥有多种抗氧化物质，可以有效地清除活性氧。

不仅如此，比起防御武器，不如说活性氧的任务是向植物体内细胞发送危机信号。植物的周围到处是细菌，每天都在持续受到病原菌的攻击。

此外，在面临干旱的环境时，植物也会利用活性氧，发出紧急事态的信号。因此，植物一直在产生和清除活性氧之间进行循环作业。

我们人类的身体当然也具备产生和清除活性氧的系统。

但是，人类和动物可以迁徙到适宜生存的地方，而植物却无法移动，即使处于不适宜的生存环境，它们也无法逃走，不得不忍受环境压力。

因此，比起动物，植物会更频繁地反复产生和清除活性氧，以及补充抗氧化物质。

这就是为什么我们使用的抗氧化物质很多都来源

于植物。

人类的细胞在感知到压力或紫外线等因素时，也会产生活性氧。这些活性氧会损伤细胞，引发各种症状。随着寿命的增长，细胞的状态也会进一步劣化。

植物的抗氧化物质可以帮助清除这些活性氧。

抗氧化物质不是不老药

植物含有丰富的抗衰老物质。

但奇怪的是，植物也会衰老。

美丽的花朵最终会凋零，生机勃勃的叶子最终也会枯萎。

对植物而言，抗氧化物质并不是用于抵抗衰老的，而仅仅是用于保护自身免受病原菌的危害和环境压力的影响。

深入思考后，我们也能意识到，人类无法依靠抗氧化物质来对抗衰老。

也许抗氧化物质可以保持肌肤的紧致，抑制肌肤老化，但身体仍然会衰老。无论摄取多少抗氧化物质，老化的脚步都不会停下。即使外表看起来保持得多么年轻，身体其实还是在衰老。

抗氧化物质不是不老之药。

尽管被称为"抗衰老物质"，但是抗氧化物质无法停止人体的衰老。抗氧化物质能做到的是，减少生病的风险，让我们在衰老的过程中尽量保持健康。

对植物来说也是一样的。

植物的抗衰老物质绝对不是为了永不衰老而存在的。对植物来说，这些物质是为了生存而存在的。

而后，植物会在保存着大量抗氧化物质的状态下，悄然老去。

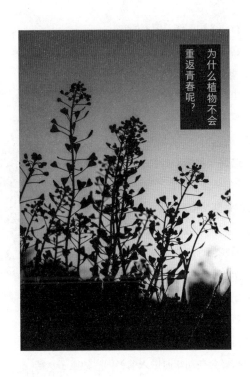

为什么植物不会
重返青春呢?

Chapter 08 植物无法对抗衰老

懂得衰老的生物 8——偕老同穴

有一个词叫作"偕老同穴"。

它通常在结婚典礼上使用，意思是"白头偕老，永远相守"。

也就是说，生则同衾，死则同穴。

其实，"偕老同穴"是一种生物的名字。

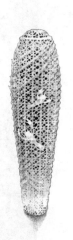

这是一种海绵动物，属于偕老同穴科。它的体型是细长的圆柱形，有像篮子一样的骨骼结构。在这个结构内，有一种叫作"俪虾"的虾居住其中。

俪虾会吃掉偕老同穴所吃剩的食物，保持偕老同穴的体内清洁。而生活在偕老同穴的篮子状结构中，俪虾也能保护自己免受天敌的伤害。也就是说，俪虾和偕老同穴之间是共生关系。

俪虾会在幼年时进入偕老同穴的篮子状结构中生活。但是，俪虾会不断地生长，最终因为个头儿太大，会被困在偕老同穴的内部。不过由于偕老同穴的内部环境非常舒适，俪虾也不需要特意去外面冒险。因此，即使它无法离开偕老同穴，也不会有任何问题。

只是单只俪虾无法繁衍后代。所以会有雌雄两只俪虾共同在偕老同穴中生活。这种共同生活到老的状态也被称为"偕老同穴"。

最初，俪虾被称为"偕老同穴"，但不知何时起，这种海绵动物被称为"偕老同穴"，而俪虾则被称为"同穴虾"。

虽说如此，在讲究吉利的婚礼上说什么一起"共同进入坟墓"好像会让人感到不太合适。

但实际情况并非如此。

在订婚仪式或者举行婚礼的时候，常常会使用"白头偕老"这个词，对即将步入婚姻的每一对小年轻说"夫妇一起相守，直到白发苍苍"。

在婚礼之类的喜庆典礼中，有很多不能使用的忌讳词语。

如果衰老被人们忌讳和嫌弃的话，那在结婚仪式上，应该就不能说"未来会衰老"这种话了。

但一起白头到老，就是至高无上的幸福。

正因为是在婚礼这种喜庆的典礼，大家才会梦想着老去。大家才憧憬着衰老。

在日本的婚礼宴会上，新郎新娘的席位被称为"高砂"。在过去的婚礼上，媒人还会唱一首名为《高砂》的歌谣。这首歌描述的是老爷爷

　　　　　　　Chapter 08 植物无法对抗衰老

和老奶奶的故事。

即将迎接新生活的新郎新娘不是在谈论新婚生活，而是在谈论老年生活。他们所憧憬的"梦想中的夫妻生活"，不是新婚生活，而是老年生活。

在过去，上了年纪成为老年人是非常幸福和令人欢欣的事情。

而且，夫妻共同迈入老年阶段，是一种梦幻般的幸福。

现在这个世代，是能够理所当然活到老去的时代，所以一定是过去所认为的"梦幻般的未来"。

Chapter
09
宇宙中
唯一之物

"赢得了"衰老的生物

有很多"不会衰老"的生物。

让我们复习一下本书的内容。

蝉和鲑鱼一旦产下了卵，就完成了使命，结束了一生。

哺乳动物进化出了养育后代的能力，就算生下了孩子，也会继续存活很长一段时间。然而，一旦体力下降，它们可能会因为天敌的攻击，或者因无法适应残酷的环境而死亡。

生物不会衰老，而是会在年轻的状态下死去。

能够衰老的生物几乎只有人类。衰老是人类的"特权"。

确实，被人类饲养的宠物和动物园里的动物也会在衰老后再死亡。这是因为它们受到人类的保护。有衰老能力的人类，将这个能力"赋予了"与人类共同生活的动物。

我们人类创造了一个即使老去也能受到保护的环境。

然后，在这个被保护的环境中，发挥老年人的智慧和经验，推动了人类社会的进一步发展。我们人类，"赢得了"衰老的能力。

从任务中解放出来的旅行

我们人类是一种被设定了程序的生物，会老去，也会死亡。

"先衰老再死亡"是一种生物的策略。我们无法逃脱衰老和死亡的命运。

但是，有观点认为这个程序是按照人类有50年左右的寿命来设定的。

我们人类的身体构造非常精妙，不过，即使是依靠着这样精妙的身体，人类能创造出如此长寿的社会，也是一个设定之外的随机事件。

人体细胞的分裂次数是有限的。这个次数的极限被称为"海夫利克极限"，得名于其发现者列奥纳德·海夫利克。只要能够克服这个海夫利克极限，人类或许就有可能不老不死。研究人员兴致勃勃地进行着关于衰老机制和重返青春的研究。

然而，海夫利克本人曾说过："生命无法摆脱衰老与死亡的命运。"

对生物来说，重要的是留下下一代。一旦成功繁衍下一代，之后的事情就变得无关紧要了。海夫利克将这比喻成发射到火星拍摄照片的太空船。在拍摄完火星照片并传回地球后，这艘太空船就失去了价值。拍完照片之后，它只是按照惯性在宇宙中漫无目的地飞行。

海夫利克接着说，已经完成繁殖任务的生物也同样如此。

特别是人类，在完成繁衍和育儿任务之后，仍然可以继续生存下去。

就像失去了任务，被放逐在宇宙空间中的太空船一样，或许这就是一段孤独而寂寞的旅程。

但是，真的是这样吗？

这是一段从任务中解脱出来的旅程；这是一段摆脱了被生命所赋予的任务和程序的、自由的时光。

所有生物的生命活动都受到基因支配。

但是，这段时间会是什么情形呢？

我们获得的"老年时光"，是从生物学和基因支配中完全解放出来的时光。在我们的老年，没有任何约束，没有任何束缚。

生活在老年的我们，恰恰是最早冲破基因束缚的生物。

其他生物绝对做不到的生活方式

生物的生存策略很简单。

在自己擅长的领域，发挥所长活下去。这就是生物生存的铁则。

生物的世界是一个弱肉强食、适者生存的世界。激烈的竞争不断上演，胜者存活，败者灭亡。

这就是自然界。

在这个残酷的自然界中，生存所需要的关键就是"在自己擅长的领域，发挥所长活下去"。因此，动物和植物等各种生物都在发挥自己的专长，以此生存下来。

对现在正处于激烈竞争环境中的年轻人来说，这种生物策略有参考的价值。为了在竞争中脱颖而出，必须要充分发挥自己的优势。此外，还需要选择适合发挥这种优势的场合。猴子在树上才有卓越的表现；鱼游得再快，离开了水也束手无策。只会盲目地进行战斗并不是明智之举，战斗的场合也同样重要。

然而，人类所获得的"老年时代"是不一样的。老年时代，是生命进化历史中首次由生物自主获得的时间阶段。因此，无须受困于生物的生存策略。

不受生物的生存策略约束的生活方式会是什么样的呢？

我认为其中之一是"做自己喜欢做的事情"。

喜欢做某事和擅长做某事，有时候可能不完全一致。

当"喜欢但不擅长的事情"和"不喜欢但擅长的事情"同时存在时，应该选择哪一个呢？

在竞争激烈的环境中，年轻人毫无疑问应该选择"不喜欢但擅长的事情"。因为想要在竞争中取胜，优先考虑的是"自己擅长什么"。即使不喜欢，也应该把精力投入到擅长的事情上。做自己擅长的事情，会得到他人的赞赏，也更容易取得成果。如果发展顺利的话，可能最终还会喜欢上这件事。

但是，在老年阶段则不同。

做那些自己喜欢的事情吧，就算能力平平。

岂止如此，相比起那些"因为我喜欢，所以我能做好的事情"，不如选择"虽然我喜欢，但是我做不好的事情"。

虽然技能没法进步，但我们仍然可以全情投入。反复做，反复练习，也不能成为达人的那种事。如果在老年阶段有这样的爱好，那将是一种无与伦比的快乐。

"虽然我喜欢，但我做不到"，正是这种事才会将人生推向顶峰。

当你年轻的时候，即使你不喜欢，也应该做自己擅长的事情。

而当年龄渐长时，为何不去享受自己不擅长但是"喜欢做的事情"呢？

这就是只有人类才能获得的乐趣。

这个宇宙中独一无二的存在

你和地球上的任何一个人都是不一样的。

你是独一无二的。

这不仅仅是目前这个时间点的情况。

让我们来看一下时间轴。

父母生下了我们。不是简单的细胞分裂，而是通过有性生殖。我们并不是父母的复制品。

即使你有很多子女或孙辈，他们也不是你完全复制出来的你自己。

无论你的祖先能追溯到多早，你的亲戚能寻找到多少，都不会找到与你完全相同的人。

在38亿年的生命历史中，你是一个独一无二的存在。

尽管偶尔可能会有一卵双生的兄弟姐妹，在遗传上有同样的基因，但只要有极其微小的环境变化，基因的开关就会关闭。即使是基因完全相同的程度，基因的开关状态也不会完全一致。

在这个无边无际的、名为宇宙的广阔空间中，你是唯一的存在。

活出本真

我们从出生起就是独一无二的存在。

如果是这样，就没有必要刻意去模仿别人，也没有必要去与他人比较。

对我们来说，重要的是以"与生俱来""真实自我"的方式去生活吧。

那么，我们的"真实自我"究竟是什么状态呢？

这是我们必须继续求索的问题。

就像稻谷收获丰盛的果实一样，自然也赋予了我们衰老的季节。

就像稻谷丰收一样，我们迎来了衰老的季节，终于完成了自己的使命。

上天赋予我们的生命，我们要本真地活着，然后本真地老去。

到那个时候，我们应该如何生活？又应该如何老去呢？

"丰足地老去"意味着什么？

"丰足地老去"是什么意思呢？

举个例子，从"生活丰足"这个词汇中，你会想象什么呢？

可能是变得富有，住豪宅，开豪车吧。

那么，从"丰足的人生"中，你会想象什么？

"丰足的生活方式"呢？

"丰足的时间"呢？

"丰足"到底是指什么呢？

"丰足的老年"到底是什么意思？

在生命的尽头，如果存在着"丰足的死亡"，那它究竟是什么样的？

如果将人类的成长当作稻谷的成长，可以像下面这样比喻。

对稻谷来说，抽枝长叶是成长的最初阶段，类似于人类的身体成长阶段。

下一个阶段是什么呢？

茎秆长高，稻花盛开的阶段，类似于人类成年并且"展现才能之花"的阶段。

那么，最后让稻谷成熟收获的阶段是什么样的？

对我们来说，应该收获的"稻谷"是什么呢？

是金钱或财富吗？

是得到了不起的职位、荣誉或者社会地位吗？

虽然这些也可能很重要，但回顾漫长的人类历史，单靠这些可能还是不够的。

对我们来说，应该结出的"稻谷"或许是提高精神力量的"心之阶段"吧？

使用我们的身体和纯熟的能力，提高我们作为人类的精神力量。

这样的阶段，感觉才适合比喻成稻子结出稻谷的阶段，你们觉得呢？

那么，我们应该将什么传递给下一代呢？

我们应该留下什么样的"稻谷"呢？

是金钱吗？还是在历史中的名声？

这些也许都是重要的事情，但回顾人类漫长的历史，似乎仅有这些是不够的。

我们应该留给后代的"稻谷",也许是向后代揭示我们如何生存。

在任何时代都不会改变的，无论时代如何变化，我们都应该传承给下一代，揭示我们"如何生存"，我们"如何老去"，以及我们"如何面对死亡"。

瑞士心理学家保罗·图尼埃（Paul Tournier）说过："只有顺应老去，才能将老年变为自己的一部分。"

佛陀的寓言中也有这样的一段话："仅仅是头发变白了，人是不够被称为'长老'的。如果只是年岁增长，那只是一个'年迈的人'而已。真正的'长老'是那些具有真诚、道德、慈悲，不损福报、谨慎行事、自我修整、清除污浊、保持警觉的人，这才是真正的'长老'。"

我们作为生物，"衰老"对我们来说是一种策略。而我们作为生物，"衰老"又是最为重要的收获的阶段。

通过最大限度地利用这个阶段，人类取得了如此巨大的发展。

人类一步步获得和创造了被称作"老年"的阶段。

如果是这样的话，为什么会有人轻视这个阶段呢？为什么会有人对这个阶段感到厌恶呢？

现在，对我们来说最重要的事情，不就是在这个阶段扎扎实实地站稳脚跟，扎扎实实地老去吗？

然后，为了后代，再扎扎实实地展示"如何生存"，展示大家所向往的"如何老去"。

我们一定要成为出色的老人。

如果这样想的话，我们的时间就是很紧迫的。没有闲工夫去重返青春什么的。

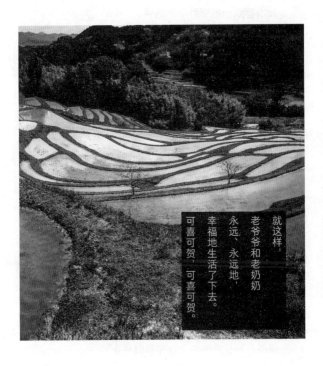

就这样，
老爷爷和老奶奶
永远、永远地，
幸福地生活了下去。
可喜可贺、可喜可贺。

Chapter 09 宇宙中唯一之物

懂得衰老的生物 9——青蛙

我很喜欢一首草野心平的诗。

地球先生

承蒙您这么长时间的照顾

与您告别了

向您道谢

与您告别了

再见

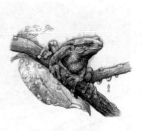

这首诗叫《青蛙婆婆咪咪咪的问候》。

如果能像这只青蛙婆婆一样坦然地迎接死亡，那会是多么美妙的事情。

而且，青蛙能呼唤雨水。

我也喜欢八木重吉的《雨》这首诗。

能听见雨的声音

雨正在下着

像那声音一样默默为世界工作吧

像雨停一样静静地走向生命的尽头吧

万物皆有生死。正是通过生与死，世界得以构成。

这个世界是多么美丽啊！

这个世界是值得珍惜的。

后记

啊，确实写了些太过头的东西。真是令人害臊。

我已经过了 50 岁，才开始考虑老年的问题。

对经历了人生风风雨雨的前辈们来说，我还是个年轻人呢。

然而，没有人能够逃避衰老和死亡。

人们偶尔会突然想到衰老和死亡。

有时候，老去和死亡的恐惧甚至会缠绕在心头，无法摆脱。

据说，被尊称为"俳句圣人"的松尾芭蕉，在创作俳句的时候意识到了生与死。

年轻时候听到这个故事时，我确实对松尾芭蕉的伟大深感敬佩，但当我年龄渐长，我意识到这是再自然不过的事情。随着岁月的流逝，衰老和死亡成为所有人都最关心的问题。

岁月荏苒，死亡离我们越来越近。我们每天都会感受到衰老和死亡，每天都会思考这些问题。然后，感受到生命的可贵，变得对生命更加执着。

思考生命和死亡。仅仅是这样思考，也能让我们比年轻人更加深刻地感受到生存的意义。

"死亡"是一件非常神秘的事情。

一旦我们死去，会发生什么呢？

一切事物都会死去。

据说单细胞生物可以永生。

但是，永恒的生命是不存在的。

甚至连地球也会在某天死去。太阳也会在某天长眠。

太阳的寿命约为100亿年，从诞生到现在已经过去了50亿年。再过50亿年，太阳将膨胀并吞没地球。最终，太阳也会爆炸，成为宇宙尘埃。

人们说人死后会成为星星。

然而，即使是星星也有终结的时候。

最后，太阳和地球的残骸将化作宇宙中的尘埃，飘浮在太空中，或许还会创造出新的星星。

互联网寿险公司LifeNet的创始人，同时也是立命馆亚洲太平洋大学校长的出口治明先生说过："人类从星星的碎片中诞生，最终也将归于星星的碎片。"

我很认同这个说法。

很久以前，在宇宙初始的时候，无数的原子诞生了。

然后，在辽阔的宇宙中，这些原子聚集在一起形成了星星。

构成这些星星的原子，也构成了我们的身体。

而当我们失去生命时，我们将再次归于原子。

只是这样而已，仅仅如此而已。

但是，就是在原子聚集和散开的这个过程中，我们点燃了生命之火。

从遥远的过去开始，延续到遥远的未来，通过生命的接力，这火焰将持续燃烧下去。

我认为这真是一件了不起的事情，这真是一件有价值的事情。

为什么人会老去呢？

实际上，我不清楚这个问题的答案。

明明已经写了这么长篇大论的书，感觉这么说很不负责任，但是我真的不知道。

从古至今，每个人都会变老，放眼四海，所有人都会老去，但我们仍然对衰老一无所知。

人生充满了许多"谜"。

活着本身就是一种奇迹，衰老也是一种奇迹，衰老后死去同样也是一种奇迹。

我们虽然一无所知，但我们今天仍然活着。

我们虽然一无所知，但我们今天仍在老去。

正因为有"谜"，人生才是有趣的。

而且，正因为有"谜"，人生才是美丽的。

在"活着"的乐趣和美丽面前，科学总有点苍白无力。

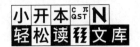

产品经理: 靳佳奇
视觉统筹: 马仕睿 @typo_d
印制统筹: 赵路江
美术编辑: 程　阁
版权统筹: 李晓苏
营销统筹: 好同学

豆瓣 / 微博 / 小红书 / 公众号
搜索「轻读文库」

mail@qingduwenku.com

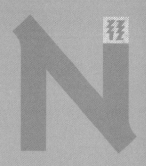

死亡
与
长寿的
进化论

生き物が
老いる
という
こと

[日]稲垣荣洋 / 著

李瑶 / 译

贵州出版集团
贵州人民出版社